Puericultura

PASSO A PASSO

Série Atualizações Pediátricas

- Adolescência e sexualidade – visão atual *(2016)*
- Atualização em alergia e imunologia pediátrica: da evidência à prática *(2016)*
- Do pediatra ao endocrinologista pediátrico: quando encaminhar *(2016)*
- Pediatria ambulatorial: da teoria à prática *(2016)*
- A saúde mental na atenção à criança e ao adolescente: os desafios da prática pediátrica *(2016)*
- Atualizações em terapia intensiva pediátrica – 2ª Edição *(2014)*
- Doenças pulmonares em pediatria: atualização clínica e terapêutica *(2014)*
- Hematologia e hemoterapia pediátrica *(2013)*
- Obesidade no paciente pediátrico: da prevenção ao tratamento *(2013)*
- Otorrinolaringologia para o pediatra – 2ª edição *(2013)*
- Odontopediatria para o pediatra *(2013)*
- Imunizações em pediatria *(2013)*
- Oncologia para o pediatra *(2012)*
- Gastroenterologia e hepatologia na prática pediátrica – 2ª edição *(2012)*
- O recém-nascido de muito baixo peso – 2ª edição *(2010)*
- Oftalmologia para o pediatra *(2010)*
- Emergências pediátricas – 2ª edição – revisada e ampliada *(2010)*
- Atualidades em doenças infecciosas – manejo e prevenção *(2009)*
- Organização de serviços em pediatria *(2008)*
- Reumatologia para o pediatra *(2008)*
- Terapia intensiva pediátrica *(2007)*
- Hematologia para o pediatra *(2007)*
- Tópicos atuais em nutrição pediátrica *(2004)*
- Alergia e pneumologia *(2004)*
- Endocrinologia pediátrica *(2004)*
- Segurança na infância e adolescência *(2003)*
- Sexualidade e saúde reprodutiva na adolescência *(2001)*

> O presente livro passou por criterioso processo de revisão científica e textual pelos coordenadores, editores e produtores. No entanto, ainda assim, está exposto a erros. Caso haja dúvida, solicitamos ao leitor entrar em contato com a SPSP.

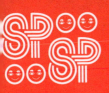

Sociedade de Pediatria de São Paulo
Departamento de Pediatria Ambulatorial e Cuidados Primários

Puericultura
PASSO A PASSO

Série Atualizações Pediátricas

Coordenadores

Cátia Regina Branco da Fonseca
Tadeu Fernando Fernandes

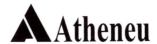

Sociedade de Pediatria de São Paulo
– Diretoria de Publicações –

Diretora: Cléa Rodrigues Leone

Membros: Amélia Miyashiro Nunes dos Santos, Antonio Carlos Pastorino, Antonio de Azevedo Barros Filho, Celso Moura Rebello, Gil Guerra Jr., Lilian dos Santos Rodrigues Sadeck, Luis Eduardo Procópio Calliari, Marina Carvalho de Moraes Barros, Mário Cícero Falcão, Ruth Guinsburg, Sonia Regina Testa da Silva Ramos e Tamara Beres Lederer Goldberg

Coordenadora Editorial: Paloma Ferraz
Assistente Editorial: Rafael Franco

EDITORA ATHENEU		
São Paulo	–	Rua Jesuíno Pascoal, 30 Tel.: (11) 2858-8750 Fax: (11) 2858-8766 E-mail: atheneu@atheneu.com.br
Rio de Janeiro	–	Rua Bambina, 74 Tel.: (21) 3094-1295 Fax: (21) 3094-1284 E-mail: atheneu@atheneu.com.br
Belo Horizonte	–	Rua Domingos Vieira, 319 – Conj. 1.104

Produção Editorial: *Texto e Arte Serviços Editoriais*
Capa: *Aurélio Ordanini*

2170

CIP-BRASIL. CATALOGAÇÃO NA PUBLICAÇÃO
SINDICATO NACIONAL DOS EDITORES DE LIVROS, RJ

P976

Puericultura : passo a passo / coordenação Cátia Regina Branco da Fonseca , Tadeu Fernando Fernandes. - 1. ed. - Rio de Janeiro : Atheneu, 2018.
(Atualizações pediátricas)

Inclui bibliografia
ISBN 978-85-388-0899-2

1. Crianças - Cuidado e tratamento. 2. Pediatria. I. Fonseca, Cátia Regina Branco da. II. Fernandes, Tadeu Fernando. III. Série.

18-51347
CDD: 618.92
CDU: 616-053.2

Meri Gleice Rodrigues de Souza - Bibliotecária CRB-7/6439
23/07/2018   27/07/2018

FONSECA, C.R.B.; FERNANDES T.F. Puericultura – passo a passo. Sociedade de Pediatria de São Paulo – SPSP.

© Direitos reservados à EDITORA ATHENEU — São Paulo, Rio de Janeiro, Belo Horizonte, 2018.

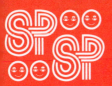

Sociedade de Pediatria de São Paulo
Departamento de Pediatria Ambulatorial e Cuidados Primários

Diretoria Executiva 2016-2019

Presidente: Claudio Barsanti
1º Vice-presidente: Lilian dos Santos Rodrigues Sadeck
2º Vice-presidente: Marcelo Pinho Bittar
Secretário-geral: Maria Fernanda Branco de Almeida
1º Secretário: Sulim Abramovici
2º Secretário: Fábio Eliseo F. Alvares Leite
1º Tesoureiro: Mário Roberto Hirschheimer
2º Tesoureiro: Glaucia Veiga Corrêa

Diretoria de Publicações

Diretora: Cléa Rodrigues Leone
Membros: Amélia Miyashiro Nunes dos Santos, Antonio Carlos Pastorino, Antonio de Azevedo Barros Filho, Celso Moura Rebello, Gil Guerra Jr., Lilian dos Santos Rodrigues Sadeck, Luis Eduardo Procópio Calliari, Marina Carvalho de Moraes Barros, Mário Cícero Falcão, Ruth Guinsburg, Sonia Regina Testa da Silva Ramos e Tamara Beres Lederer Goldberg

Coordenadora Editorial

Paloma Ferraz

Assistente Editorial

Rafael Franco

Coordenadores

Cátia Regina Branco da Fonseca
Pediatra. Especialista em Pediatria pela Sociedade Brasileira de Pediatria (SBP). Doutora em Ciências Aplicadas à Pediatria pela Universidade Federal de São Paulo (Unifesp). Professora-Assistente Doutora do Departamento de Pediatria da Faculdade de Medicina de Botucatu da Universidade Estadual Paulista (FMB-Unesp). Presidente do Departamento de Pediatria Ambulatorial e Cuidados Primários da Sociedade de Pediatria de São Paulo (SPSP).

Tadeu Fernando Fernandes
Especialista em Pediatria pela Sociedade Brasileira de Pediatria (SBP) e Associação Médica Brasileira (AMB). Pós-Graduado em Nutrologia Pediátrica pela Boston University School of Medicine. Membro da American Academy of Pediatrics (AAP). Membro Efetivo da Asociación Latinoamericana de Pediatria (ALAPE). Presidente da Sociedade de Pediatria de São Paulo (SPSP) – Regional Campinas. Secretário do Departamento de Pediatria Ambulatorial da SPSP.

Colaboradores

Adriana Monteiro de Barros Pires
Médica do Programa Einstein na Comunidade de Paraisópolis. Membro do Departamento de Pediatria Ambulatorial da Sociedade de Pediatria de São Paulo (SPSP).

Agna Noisy Araújo Correa
Pediatra do Hospital Santa Marcelina. Residente do 4º ano de Pediatria com Ênfase em UTI Pediátrica do Hospital Santa Marcelina.

Ana Cristina Ribeiro Zöllner
Professora de Ética e Bioética e Coordenadora Adjunta do Curso de Medicina da Universidade de Santo Amaro (Unisa). Mestre em Saúde Materno-Infantil e Especialista em Bioética pela Universidade de São Paulo (USP). Membro do Departamento de Pediatria Ambulatorial e Bioética da Sociedade de Pediatria de São Paulo (SPSP). Diretora de Cursos e Eventos e Comissão de Ensino da SPSP. Diretoria Executiva da Sociedade Brasileira de Pediatria (SBP).

Antonio de Azevedo Barros Filho
Professor Titular do Departamento de Pediatria da Faculdade de Medicina da Universidade Estadual de Campinas (FCM-Unicamp). Membro do Departamento de Publicações da Sociedade de Pediatria de São Paulo (SPSP). Membro de Departamento de Pediatria Comunitária e Ambulatorial da SPSP.

Cátia Regina Branco da Fonseca
Pediatra. Especialista em Pediatria pela Sociedade Brasileira de Pediatria (SBP). Doutora em Ciências Aplicadas à Pediatria pela Universidade Federal de São Paulo (Unifesp). Professora-Assistente Doutora do Departamento de Pediatria da Faculdade de Medicina de Botucatu da Universidade Estadual Paulista (FMB-Unesp). Presidente do Departamento de Pediatria Ambulatorial e Cuidados Primários da Sociedade de Pediatria de São Paulo (SPSP).

Cláudio Barsanti
Pediatra. Advogado. Presidente da Sociedade de Pediatria de São Paulo (SPSP). Mestre em Pediatria pela Escola Paulista de Medicina da Universidade Federal de São Paulo (EPM/Unifesp). Doutor em Medicina pela Faculdade de Ciências Médicas da Santa Casa de São Paulo (FCMSCSP). Responsável Médico pela UTI Pediátrica do Hospital Santa Marcelina.

Clóvis Francisco Constantino
Médico Especialista em Pediatria e Bioética. Professor de Ética Médica, Bioética e Membro do Conselho de Curso de Medicina da Universidade Santo Amaro (Unisa). Professor Convidado do Centro de Bioética da Escola Paulista de Medicina da Universidade Federal de São Paulo (EPM/Unifesp). Coordenador da Câmara Técnica de Pediatria do Conselho Regional de Medicina do Estado de São Paulo (Cremesp). Membro da Câmara Técnica de Bioética do Conselho Federal de Medicina (CFM). Membro da Câmara Técnica de Bioética do Cremesp. Presidente do Departamento Científico de Bioética da Sociedade de Pediatria de São Paulo (SPSP). Primeiro Vice-Presidente da Sociedade Brasileira de Pediatria (SBP). Doutor em Bioética pela Faculdade de Medicina da Universidade do Porto (FMUP), Portugal. Convalidação pela Universidade de Brasília (UnB). Coordenador (Head) da Unidade de São Paulo da Cátedra de Bioética da UNESCO do Departamento dos Países de Língua Portuguesa (Portuguese Language Countries Division of the UNESCO Chair in Bioethics), sendo hospedeira (host) a Universidade Santo Amaro (Unisa). Ex-Presidente do Cremesp, Ex-Presidente, em dois mandatos, da SPSP e Ex-Vice-Presidente do Conselho Federal de Medicina (CFM).

Cristina Helena Lima Delambert Bizzotto
Médica pela Faculdade de Medicina de Marília (Famema). Residência Médica em Pediatria pela Santa Casa de São Paulo (SCSP). Médica Pediatra do Hospital das Clínicas da Faculdade de Medicina de Botucatu da Universidade Estadual Paulista (HCFMB-Unesp). Membro do Departamento Científico de Pediatria Ambulatorial e Cuidados Primários da Sociedade de Pediatria de São Paulo (SPSP).

Glaura César Pedroso
Pediatra da Universidade Federal de São Paulo (Unifesp). Doutora em Ciências pela Unifesp. Membro do Departamento de Saúde Escolar da Sociedade de Pediatria de São Paulo (SPSP).

José Gabel
Médico Membro do Departamento de Pediatria Ambulatorial da Sociedade Brasileira de Pediatria (SBP), Departamento de Pediatria Ambulatorial e Cuidados Primários da Sociedade de Pediatria de São Paulo (SPSP), Departamento Materno-Infantil do Hospital Israelita Albert Einstein e Programa Einstein na Comunidade de Paraisópolis.

Lygia Border
Pediatra. Especialista em Pediatria pela Sociedade Brasileira de Pediatria (SBP). Mestre em Ciência da Saúde. Membro do Departamento Científico de Pediatria Ambulatorial e Cuidados Primários da Sociedade de Pediatria de São Paulo (SPSP).

Maria Wany Louzada Strufaldi
Professora Adjunta do Departamento de Pediatria da Escola Paulista de Medicina da Universidade Federal de São Paulo (EPM/Unifesp).

Moises Chencinski
Presidente do Departamento Científico de Aleitamento Materno da Sociedade de Pediatria de São Paulo (SPSP), 2016-2019. Membro do Departamento Científico de Aleitamento Materno da Sociedade Brasileira de Pediatria (SBP), 2016-2019. Editor do blog – "Pediatra orienta da SPSP".

Natália Tonon Domingues
Médica Residente de Pediatria da Faculdade de Medicina de Botucatu da Universidade Estadual Paulista (FMB-Unesp). Mestranda em Medicina pela FMB-Unesp.

Odair Albano
Médico pela Faculdade Ciências Médicas da Universidade Estadual de Campinas (FCM-Unicamp). Título de Especialista em Ginecologia e Obstetrícia (TEGO) pela Federação Brasileira das Associações de Ginecologia e Obstetrícia (Febrasgo) e Associação Médica Brasileira (AMB).

Regis Ricardo Assad
Médico pela Faculdade de Medicina da Universidade de São Paulo (FMUSP). Título de Especialista em Pediatria pela FMUSP. Título de Especialista em Pediatria pela Sociedade Brasileira de Pediatria (SBP). Membro do Departamento de Pediatria Ambulatorial e Cuidados Primários da Sociedade de Pediatria de São Paulo (SPSP).

Renata Cavalcante Kuhn dos Santos
Médica pela Escola Paulista de Medicina da Universidade Federal de São Paulo (EPM/Unifesp) e Residência Médica em Pediatria pela EPM/Unifesp. Título de Especialista em Pediatria pela Sociedade Brasileira de Pediatria (SBP). Mestre em Pediatria pela EPM/Unifesp. Membro do Departamento de Pediatria Ambulatorial e Cuidados Primários da Sociedade de Pediatria de São Paulo (SPSP).

Renata Rodrigues Aniceto
Médica Pediatra e Hematologista pela Faculdade de Medicina da Universidade de São Paulo (FMUSP). Pós-Graduação em Nutrologia Clínica pela Associação Brasileira de Nutrologia (Abran/SP). Pós-Graduação em Nutrição Pediátrica na Boston University. Membro do Departamento Científico de Pediatria Ambulatorial da Sociedade Brasileira de Pediatria (SBP).

Rosa Miranda Resegue
Doutora em Ciências Aplicadas à Pediatria pela Universidade Federal de São Paulo (Unifesp). Pediatra da Disciplina de Pediatria Geral e Comunitária do Departamento de Pediatria da Escola Paulista de Medicina da EPM/Unifesp. Membro do Departamento de Pediatria Ambulatorial e Cuidados Primários da Sociedade de Pediatria de São Paulo (SPSP).

Tadeu Fernando Fernandes
Especialista em Pediatria pela Sociedade Brasileira de Pediatria (SBP) e Associação Médica Brasileira (AMB). Pós-Graduado em Nutrologia Pediátrica pela Boston University School of Medicine. Membro da American Academy of Pediatrics (AAP). Membro Efetivo da Asociación Latinoamericana de Pediatria (ALAPE). Presidente da Sociedade de Pediatria de São Paulo (SPSP) – Regional Campinas. Secretário do Departamento de Pediatria Ambulatorial da SPSP.

Agradecimentos

Agradecemos a todos os colegas do Departamento de Pediatria Ambulatorial, que de corpo e alma mergulharam neste projeto, e a seus familiares, que apoiaram com compreensão ao tempo despendido nesta missão.

Agradecemos aos nossos colegas de outros Departamentos Científicos, que dedicaram uma parte de seu tempo e conhecimento para engrandecer e atualizar o conteúdo deste livro.

Agradecemos às duas médicas-residentes que, ainda em formação, entenderam a importância de estudar e divulgar o conhecimento adquirido a todos os que promovem o cuidado à criança e ao adolescente.

Agradecemos também à Diretoria de Publicações da SPSP, brilhantemente coordenada pela Professora Dra. Cléa Rodrigues Leone, que nos deu esta oportunidade de promover a Puericultura, alicerce de toda Pediatria.

Agradecemos à Coordenadora Editorial, Paloma Ferraz, e ao Assistente Editorial, Rafael Franco, e às revisoras e aos revisores pela dedicação, carinho e árduo trabalho que culminou com a realização deste livro.

Agradecemos ao Presidente da SPSP, nesta gestão, Dr. Claudio Barsanti pela liderança e liberdade de expressão dada aos coordenadores e autores deste livro.

Ao nosso grande e eterno mestre Prof. Dr. José Hugo de Lins Pessoa, que prefaciou e enriqueceu ainda mais o conteúdo desta obra, nossos sinceros agradecimentos.

Ás crianças e aos adolescentes, nossa maior inspiração e motivo de toda nossa dedicação, nossa gratidão e empenho sempre!

Cátia Regina Branco da Fonseca
Tadeu Fernando Fernandes

Prefácio

Os progressos observados na saúde da população infantil no Brasil nos últimos 50 anos devem-se a fatores de ordem geral, econômicos e socioculturais, e ao grande desenvolvimento técnico-científico da medicina pediátrica. Saímos de um índice de mortalidade infantil de três dígitos,120, na década de 1960 para 13,8 nos dias de hoje. Os objetivos da pediatria não mudaram: trabalhar para que a criança chegue à idade adulta no melhor do seu desenvolvimento físico, mental e social, apta a desempenhar sua função na sociedade e com possibilidades de uma vida longeva e saudável. Mas, houve considerável mudança na prática pediátrica em função dos novos conhecimentos que surgiram, possibilitando que a ação pediátrica atual, agindo na prevenção e no tratamento oportuno, torne esses objetivos uma realidade mais verdadeira. Acredita-se que as crianças de hoje têm chance de viver mais de 100 anos de maneira saudável. Infelizmente, numerosas crianças brasileiras ainda não têm acesso a esse progresso por desídia governamental.

A puericultura, historicamente, é uma atividade central da medicina pediátrica. A moderna puericultura, ciência e arte, ultrapassa o cuidado com a saúde e o bem-estar da criança, do adolescente e de suas famílias durante o período pediátrico, preocupada também com a prevenção de doenças crônicas do adulto que têm início na infância. Nesse contexto, exigem-se do pediatra, protagonista fundamental, uma sólida formação e permanente atualização no exercício da puericultura. A graduação médica e a residência pediátrica precisam melhorar e ter um maior compromisso com o ensino da puericultura. Cursos, congressos e bons livros de texto de puericultura são fundamentais.

Este livro, *Puericultura – passo a passo*, coordenado pelos professores doutores Tadeu Fernando Fernandes e Cátia Regina Branco da Fonseca, com uma plêiade de capacitados colaboradores, lançado pela Sociedade de Pediatria de São Paulo, é uma obra atual, prática, para uso imediato, já no próximo atendimento. Representa uma importante ferramenta para o dia a dia do pediatra, do residente em pediatria, do estudante de medicina e de especialidades afins.

José Hugo de Lins Pessoa
Professor Emérito da Faculdade de Medicina de Jundiaí (FMJ) e
Membro da Academia de Medicina de São Paulo.

Apresentação da Diretoria

A Sociedade de Pediatria de São Paulo (SPSP) tem como um de seus princípios basilares o oferecimento de educação continuada aos Pediatras, por meio de cursos, jornadas, congressos e publicações científicas. Sabedores da fundamental importância de um profissional capacitado para a orientação de uma vida saudável e para prevenção de doenças, a SPSP trabalha, continuamente, para levar conhecimento atualizado à comunidade médica.

A *Série Atualizações Pediátricas* – com mais de 15 anos de existência e de reputação consolidada entre médicos – é um dos resultados desse incansável trabalho. Organizada pela Diretoria de Publicações da SPSP, a série é elaborada pelos membros dos departamentos científicos, profissionais de elevado conhecimento médico e de destacada experiência clínica.

A SPSP deseja que esses livros se constituam numa fonte de conhecimento, com efetivo valor para prática profissional, e que resultem em benefícios para a saúde de nossas crianças e adolescentes.

Claudio Barsanti
Presidente da Sociedade de Pediatria de São Paulo

A Diretoria de Publicações da Sociedade de Pediatria de São Paulo (SPSP), tendo em vista seu compromisso com a organização e disponibilização de informações científicas, que constituam fontes de consulta e apoio ao exercício da prática clínica pelo Pediatra, considerando o conhecimento atual e as rápidas e profundas transformações que vem ocorrendo no mundo, dá continuidade à *Série Atualizações Pediátricas* por meio do livro *Puericultura – passo a passo*, elaborado pelo Departamento de Pediatria Ambulatorial e Puericultura.

Nesta edição, o tema central é a Puericultura dos dias atuais na consulta pediátrica, em seus múltiplos aspectos e necessidades. A elaboração dos capítulos foi realizada de forma muito prática e de fácil consulta, o que torna esta publicação um importante instrumento de apoio aos Pediatras que buscam o exercício pleno da Pediatria, contribuindo para um desenvolvimento mais adequado de nossas crianças e adolescentes em função das necessidades de suas vidas futuras.

Cléa Rodrigues Leone
Diretora de Publicações da Sociedade de Pediatria de São Paulo

Apresentação dos Coordenadores

Nossa sociedade está em constante transformação. Estamos passando por um período de transições: epidemiológica, social, política, econômica e interpessoal, fatos que têm influenciado nossas práticas e costumes.

A amizade, o companheirismo e o trabalho em equipe vem se fortalecendo e mostra que somar esforços é o melhor caminho para alcançarmos nossos objetivos. A concepção deste livro documenta e atesta esses conceitos.

Da imposição que o desenvolvimento e a complexidade da medicina moderna têm imposto ao processo de atenção à saúde da criança, surgiu a necessidade de um documento que norteasse o atendimento ambulatorial em puericultura, também chamado por muitos como "A Nova Puericultura".

Diante de tantas novidades, mudanças, situações inusitadas e paradoxais no dia a dia do pediatra surgiu, dentro do Departamento de Pediatria Ambulatorial da Sociedade de Pediatria de São Paulo (SPSP), a ideia deste livro, que reuniu conceituados especialistas nessa área, para um grande trabalho em equipe, por nós coordenada, que culminou neste que agora apresentamos aos colegas pediatras: *Puericultura – passo a passo*.

Este livro pretende auxiliar os colegas médicos e pediatras, e também os estudantes e residentes de pediatria, no atendimento de puericultura no novo contexto de mundo que vivemos. No entanto, sem se esquecer da base da puericultura e do atendimento ambulatorial à criança desde o lactente, o pré-escolar e o escolar, incluindo a fase tão importante da adolescência. E considerando o último trimestre do pré-natal como o momento oportuno de primeira conversa e contato com a mãe e com os apoios que ela terá para o cuidado com a criança.

Assim, nosso livro percorre o caminho tão maravilhoso da consulta de puericultura, detalhando-a em cada fase da vida, incluindo novos conceitos, novas condutas, reafirmando ações que promovem o pleno crescimento e desenvolvimento infantil. Foi pensando no futuro de nossas crianças, e no futuro da puericultura "sempre mutante e, sempre presente" que preparamos com muito carinho, visando ao atendimento integral à saúde, este Manual para você!

Cátia Regina Branco da Fonseca
Tadeu Fernando Fernandes

Sumário

SEÇÃO I. A CONSULTA DE PUERICULTURA
Coordenadora: Cátia Regina Branco da Fonseca

1. **A sempre mutante puericultura** 3
   Antonio de Azevedo Barros Filho
   Cátia Regina Branco da Fonseca

2. **A consulta pediátrica no pré-natal** 7
   Tadeu Fernando Fernandes
   Moises Chencinski

3. **A família incluída na consulta de puericultura: atuação necessária à promoção da saúde integral da criança** 11
   Natália Tonon Domingues
   Cátia Regina Branco da Fonseca
   Antonio de Azevedo Barros Filho

4. **As novas famílias e a puericultura: famílias mosaicos, famílias presentes e ausentes – abordar sem discriminar** 13
   Adriana Monteiro de Barros Pires
   José Gabel

5. **As mídias sociais** 17
   Ana Cristina Ribeiro Zöllner
   Claudio Barsanti
   Agna Noisy Araújo Correa

6. **A ética e o sigilo médico no atendimento à criança e ao adolescente** 19
   Ana Cristina Ribeiro Zöllner
   Regis Ricardo Assad
   Clóvis Francisco Constantino

7. **Aleitamento materno: a puericultura de raiz** 23
   Moises Chencinski

Seção 2. Puericultura – passo a passo
Coordenador: Tadeu Fernando Fernandes

8. A consulta de puericultura 29
Tadeu Fernando Fernandes
Regis Ricardo Assad

9. A primeira consulta no pós-alta da maternidade: ação psicoprofilática do pediatra 31
Tadeu Fernando Fernandes
Regis Ricardo Assad

10. Orientações passo a passo para os atendimentos ambulatoriais de pediatria do 1º ao 24º mês de vida 35
Tadeu Fernando Fernandes
Regis Ricardo Assad

Seção 3. A consulta do pré-escolar e do escolar
Coordenadora: Adriana Monteiro de Barros Pires

11. O calendário de consultas do pré-escolar: dúvidas e queixas mais comuns 45
Adriana Monteiro de Barros Pires
Cristina Helena Lima Delambert Bizzotto

12. O calendário de consultas do escolar: dúvidas e queixas mais comuns 51
Maria Wany Louzada Strufaldi
Glaura César Pedroso

13. O papel da mídia nas relações familiares 55
Ana Cristina Ribeiro Zöllner
Moises Chencinski

14. Escola parceira: na educação e nutrição 57
Adriana Monteiro de Barros Pires
Renata Cavalcante Kuhn dos Santos

15. O papel da escola e os dilemas atuais 61
Cristina Helena Lima Delambert Bizzotto
Adriana Monteiro de Barros Pires

16. Natação, balé, atividades esportivas ou simplesmente brincar? 65
Adriana Monteiro de Barros Pires
Rosa Miranda Resegue
Natália Tonon Domingues

Seção 4. Os problemas e as novidades da atualidade
Coordenadora: Tadeu Fernando Fernandes

17. Aleitamento materno, fórmulas infantis, leite de vaca *in natura*:
relação risco-benefício 71
Tadeu Fernando Fernandes
Moises Chencinski

18. Transtornos gastrointestinais leves do lactente 75
Tadeu Fernando Fernandes
Cristina Helena Lima Delambert Bizzotto

19. Suplementos vitamínicos e minerais 79
Tadeu Fernando Fernandes
Renata Cavalcante Kuhn dos Santos

20. Um momento crítico: a transição entre o aleitamento materno
e a dieta sólida 85
Tadeu Fernando Fernandes
Moises Chencinski

21. Novos métodos alimentares 89
Tadeu Fernando Fernandes
Cristina Helena Lima Delambert Bizzotto

22. Alimentações alternativas: vegetarianos, veganos
e macrobióticos 93
Renata Rodrigues Aniceto
Tadeu Fernando Fernandes

23. Alimentos xenobióticos, corantes e açúcares 97
Renata Rodrigues Aniceto
Tadeu Fernando Fernandes

24. O efeito do estresse tóxico no desenvolvimento da criança 101
Rosa Miranda Resegue
Lygia Border

25. Os resultados das intervenções na primeira infância 104
Rosa Miranda Resegue
Lygia Border

SEÇÃO 5. A CONSULTA DO ADOLESCENTE
Coordenador: José Gabel

26. Adolescer 113
José Gabel
Tadeu Fernando Fernandes

27. Contracepção na adolescência 117
Odair Albano

28. Prevenção das doenças sexualmente transmissíveis (DSTs) 123
Cristina Helena Lima Delambert Bizzotto
José Gabel

29. Drogadição: lícita e ilícita 125
José Gabel
Ana Cristina Ribeiro Zöllner

30. *Bullying* e *cyberbullying* 129
José Gabel
Cátia Regina Branco da Fonseca

31. Gêneros sexuais e suas implicações na consulta da criança e do adolescente 131
José Gabel
Ana Cristina Ribeiro Zöllner

SEÇÃO 6. O FUTURO DA PUERICULTURA
Coordenadora: Cátia Regina Branco da Fonseca

32. O futuro da criança com e sem puericultura 137
Tadeu Fernando Fernandes
José Gabel

33. O puericultor para os futuros profissionais 141
Antonio de Azevedo Barros Filho
Cátia Regina Branco da Fonseca

34. Projeções da pediatria e da puericultura para a próxima década 145
Cátia Regina Branco da Fonseca
Moises Chencinski

Índice remissivo 149

Seção 1

A consulta de puericultura

Coordenadora

Cátia Regina Branco da Fonseca

Capítulo 1

A sempre mutante puericultura

Antonio de Azevedo Barros Filho
Cátia Regina Branco da Fonseca

"The Child is father of the Man"
"A Criança é o pai do Homen"
William Wordsworth (1807)

Desde o início do século XX, e principalmente após a Segunda Guerra Mundial, a medicina sofreu importantes e extraordinários desenvolvimentos, começando com a descoberta da penicilina em 1928 e, mais importante ainda, com seu uso terapêutico em 1941. Segue-se a descoberta de outros antibióticos, e a conscientização de que muitos dos males que a humanidade sofreu durante séculos podiam ser tratados e curados, o que desencadeou as perspectivas de que o homem poderia tratar outros problemas de saúde, sequer imaginados ainda na primeira metade daquele século.

Os avanços na medicina ocorreram nas mais diferentes áreas: tomografia computadorizada e digital, ultrassonografia e *doppler*, ressonância nuclear magnética, testes diagnósticos, medicamentos e terapêuticas, transplantes, cirurgias cardíacas, tratamentos do câncer, desenvolvimento de vacinas, terapia intensiva e nutrição parenteral, descoberta da estrutura do DNA, culminando com o mapeamento do genoma humano no início do século XXI. Esses avanços foram tão marcantes, que influenciaram profundamente a estrutura das populações com a queda da mortalidade infantil e o aumento da sobrevivência dos adultos.[1]

Essas mudanças também se refletiram na pediatria. Quem exerceu essa especialidade no Brasil a partir da década de 1960 foi testemunha de acentuada modificação do perfil de morbidade: a desnutrição praticamente desapareceu na maior parte do país, as doenças gastrointestinais também recuaram para níveis bem baixos, e, inclusive, tornou-se possível a cura de muitos tipos de câncer infantil. Várias doenças genéticas que condenavam a criança à morte, atualmente, são tratadas e controladas de maneiras bastante eficazes. A neonatologia teve um avanço inimaginável, tornando possível a sobrevivência de crianças com menos de 1.000 g e extremamente pré-termos. Aliadas à melhora das condições de saneamento, algumas descobertas foram marcantes na saúde das crianças: o desenvolvimento de várias vacinas, a descoberta de vários antibióticos e a terapia da reidratação oral. Como a puericultura é parte fundamental da pediatria, também acompanhou e sofreu suas mudanças.[2]

Embora o termo "puericultura" tenha sido proposto no século XVIII pelo suíço Jacques Ballexserd, é atribuída ao médico Caron a primeira publicação, em 1865, em que propõe a puericultura como meio de melhorar as condições higiênicas e fisiológicas das crianças. A partir daí, começaram a surgir serviços que procuravam orientar as mães sobre como cuidar e alimentar seus filhos. Com a descoberta da contaminação do leite e da água e as consequentes propostas de pasteurização do leite e da filtração e fervura da água, os médicos responsáveis pelo cuidado e atenção às crianças passaram a orientar as mães quanto à importância desses cuidados para a saúde. Esse serviço, criado na França e depois em diferentes países, mostrou-se bastante eficiente ao reduzir expressivamente as taxas de mortalidade infantil. Se Moncorvo Pai foi o introdutor da pediatria no Brasil, Moncorvo Filho foi o responsável pela introdução da puericultura, seguindo os moldes das propostas na França.[3] Essas atividades contaram com o apoio da mídia da época e com a participação de voluntárias das classes sociais mais abastadas financeiramente. Com o tempo, outras ações foram sendo incorporadas, como o acompanhamento do crescimento e do desenvolvimento neuromotor e orientações sobre a introdução de outros alimentos. Como grande parte da mortalidade infantil era atribuída ao uso de leite não humano, e com a incorporação da mulher no mercado de trabalho, a indústria de alimentos começou a investir na produção de leites modificados, atualmente conhecidos como "fórmulas", e um dos papéis do pediatra era orientar as mães sobre qual deles seria mais apropriado a seu filho. Importantes livros-textos de pediatria dedicavam muitas páginas à orientação conforme a idade e a constituição física da criança.[4]

Durante a década de 1960, dois temas acabaram ganhando importância tanto especificamente para a puericultura como para a saúde da criança: a visão de vários pesquisadores franceses considerando a puericultura uma maneira de domesticação das classes mais pobres e a constatação em pesquisas das mais diferentes áreas do mundo do abandono da amamentação tanto entre as famílias de melhor nível econômico como entre as mais pobres, inclusive nos países em desenvolvimento.[5] Com relação à primeira questão, a observação até pode ser real, principalmente em sua origem, embora não de modo consciente, mas não se pode negar que, uma vez que se tenha o conhecimento sobre algum fator que possa prejudicar ou melhorar a saúde infantil, este não deve ser sonegado, porque pode ser utilizado ideologicamente. Seja qual for a questão levantada ou descoberta, ela sempre poderá ser utilizada ideologicamente, e esse será sempre um problema que demandará uma atitude do profissional de saúde. Quanto ao aleitamento materno, passou a ser uma atividade fundamental do dia a dia do pediatra defendê-lo, orientar e apoiar as mães para que sua prática seja bem-sucedida, em prol da melhoria da saúde infantil e também da materna.

Com a queda da mortalidade infantil e a intervenção médica fazendo que crianças portadoras de doenças antes incompatíveis com a vida sobrevivam, cresce o número de pacientes com doenças crônicas que vão demandar atenção especial do pediatra, inclusive com relação à puericultura. De outro lado, um aspecto relacionado à saúde da criança vem ganhando corpo na literatura médica: o envelhecimento das populações. Atualmente, está cada vez mais conhecido e divulgado em todos os meios de comunicação o fato de a saúde do adulto já poder ter sido comprometida na infância. Esse conhecimento acarreta ao pediatra a responsabilidade de orientar as famílias quanto aos hábitos de vida que poderão repercutir na saúde da criança quando esta se tornar adulta.[3] Quando a pediatria estava em seus primórdios, no fim do século XIX, Abraham Jacobi, pediatra fundador da Academia Americana de Pediatria, chamava atenção ao fato de a criança não ser um adulto em miniatura, afirmando que a criança tem suas especificidades e que tem de ser avaliada e tratada como criança, e não por adequação aos parâmetros do adulto. Esta questão, de ser agora e vir a ser futuramente, sempre acompanhou a história da criança e retorna agora com mais justificativa na área da saúde.

O verso que encabeça este capítulo é frequentemente citado quando se discute a criança. O autor refere *Child* e *Man* com letras maiúsculas, sugerindo não apenas o aspecto biológico, mas como metáfora do desenvolvimento global do ser humano. Outros autores retomam essa ideia com frequência, embora nem sempre de maneira explícita. Essa visão não cabe apenas à medicina ou especificamente à pediatria, mas também a outras áreas que envolvem o cuidado da infância, mas exige do pediatra uma atenção especial, pois, se ele cuidar de seu paciente de maneira adequada, estará cuidando da criança que "é", mas também do adulto que virá a "ser".

Referências

1. Le Fanu J. The rise and fall of modern medicine. London: Abacus; 2011.
2. Pawluch D. The new pediatrics: a profession in transition. New York: Walter de Gruyter; 1996.
3. Blank D. A puericultura hoje: um enfoque apoiado em evidências. J Pediatr (Rio J). 2003;79 Supl 1:S13-22.
4. Rea MF. Substitutos do leite materno: passado e presente. Rev Saú Públ. 1990;24:241-9.
5. Bonilha LR, Rivorêdo CR. Puericultura: duas concepções distintas. J Pediatr (Rio J). 2005;81:7-13.

Capítulo 2

A consulta pediátrica no pré-natal

Tadeu Fernando Fernandes
Moises Chencinski

Um recente levantamento da Organização Mundial da Saúde (OMS) mostra que 74% das mortes em indivíduos de 30 a 70 anos de idade ocorreram por doenças crônicas não transmissíveis (DCNT), com alta prevalência de doenças cardiovasculares (31%), câncer (17%) e *deficit* nas condições nutricionais, maternas e perinatais (13%).[1]

A DCNT tem sua gênese na infância, fato que aumenta a responsabilidade do pediatra. O epidemiologista britânico David Barker, professor de cardiologia da Universidade de Southampton (Reino Unido),[2] mostrou a importância dos primeiros 1.000 dias de vida para a saúde da criança, período no qual se abrem janelas críticas de oportunidades que podem ter um impacto mensurável e duradouro no crescimento e no desenvolvimento da criança, moldando seu futuro desde a vida intrauterina.[2]

No passado, acreditava-se que as características genéticas eram fixas e imutáveis; entretanto, a partir dos estudos de Barker, surgiu a hipótese da programação fetal na gênese das doenças crônicas do adulto, gerando novas teorias e pesquisas envolvendo esse tema, conhecido como "programação metabólica" (*programming*).[3]

Com o mapeamento do genoma e as pesquisas relacionadas com questões de nutrição e metabolismo (desnutrição, obesidade, dislipidemias), comprova-se a influência da alimentação materna e da exposição precoce a fatores ambientais na vida intrauterina, além da suscetibilidade às doenças na vida adulta, com riscos de transmissão genética para as gerações subsequentes – processo que recebeu o nome de "epigenética".[3]

A epigenética comprova que a interferência alimentar em períodos críticos do desenvolvimento e na expressão gênica pode provocar alterações fenotípicas. Desse modo, cresce em relevância o ambiente gestacional, um período da vida crítico, durante o qual a criança está em um intenso desenvolvimento físico, cognitivo, emocional e social.[3]

O atendimento ambulatorial de puericultura é destinado à criança saudável, para a prevenção, e não para o tratamento de doenças.[4] Sendo assim, diante dos novos conceitos de *programming* e epigenética, fica clara a necessidade de a assistência à saúde da criança se iniciar antes mesmo de seu nascimento.[4]

A Agência Nacional de Saúde Suplementar (ANS), em 2013, por meio da Resolução Normativa n. 338, incluiu o procedimento pediátrico "atendimento ambulatorial em puericultura" no rol de consultas, passando a valer desde janeiro de 2014.[5] Uma vez incluído, o procedimento passou a fazer parte da cobertura assistencial mínima obrigatória pelos planos privados de assistência à saúde suplementar: operadoras, Unimed e intercâmbio.[5]

O atendimento pediátrico a gestantes (terceiro trimestre) foi contemplado pelo Código n. 1.01.06.04-9 com indicação de remuneração pelo Porte 2B, lembrando aos colegas pediatras a importância do preenchimento correto do código da ANS nas guias de consulta para o devido reembolso desse valor diferenciado.[5]

A consulta pediátrica no pré-natal estabelece a formação de um vínculo com o pediatra antes do nascimento da criança. Vários estudos têm mostrado que as consultas de acompanhamento nos períodos pré e perinatal conseguem reduzir a mortalidade materna e do recém-nascido.[6]

São vários os objetivos dessa consulta, tanto para o pediatra quanto para a família, a saber:[6]

- Estabelecer e fortalecer um vínculo entre o pediatra e os pais antes do nascimento da criança.
- Preparar os pais para o cuidado do desenvolvimento físico e psicológico do bebê que está chegando. Discutir os anseios, preocupações e necessidades com relação à criança.
- Obter informações básicas de grande importância no pré-natal, como as doenças anteriores e/ou ocorridas durante a gestação.
- Lembrar que a sífilis congênita continua sendo um dos grandes desafios para as políticas públicas de saúde, apesar das estratégias de prevenção bem definidas e da disponibilidade de tratamento.
- Revisar a situação vacinal da gestante, pois nos últimos anos um fato vem se tornando preocupante: o número de óbitos em lactentes por coqueluche (pertussis), quase a totalidade deles com idade inferior a 6 meses. Para diminuir o número desses casos nos lactentes jovens, o Ministério da Saúde (MS) recomenda às gestantes a vacina adsorvida difteria, tétano e pertussis (acelular), preferencialmente após a 20ª semana de gestação, podendo ser administrada simultaneamente a outras vacinas indicadas na gestação, tais como as vacinas adsorvida difteria e tétano adulto, hepatite B e *influenza*.
- Verificar dados sobre a saúde dos pais, hábitos de vida e situações de risco para doenças congênitas, infectocontagiosas, psiquiátricas, alérgicas e autoimunes.
- Investigar sobre o consumo social ou não de álcool pela gestante. Estima-se que, a cada mil nascidos vivos, dois apresentem a síndrome alcoólica fetal (SAF). Segundo a Sociedade Brasileira de Pediatria (SBP), um estudo realizado em São Paulo com quase 2 mil mulheres apontou que 33% delas consumiu bebida alcoólica em algum momento da gestação.
- Destacar que a obesidade gestacional aumenta o risco de resistência à insulina e *diabetes mellitus* gestacional, fato que pode ativar a programação metabólica para um futuro indivíduo obeso com as complicações típicas dessas patologias: hipertensão arterial, doenças cardiovasculares, diabetes tipo 2 e outras do grupo das DCNT.
- Investigar a anemia na gestação, a carência de iodo e vitamina D e a deficiência de ácidos graxos poli-insaturados da série ômega 3, pois têm influência direta no desenvolvimento cerebral do feto, que se inicia por volta da 22ª semana de gestação.
- Esclarecer sobre os tipos de parto e a importância do parto normal. Dados do MS de 2016 apontam que 55% dos procedimentos realizados no país são cesáreas, número que cresceu 40% nos últimos 15 anos. Os especialistas apontam algumas razões para

esse aumento: medo da dor, falta de informação para a gestante, carência de leitos e de profissionais nos hospitais e maternidades e baixa remuneração dos médicos.
- Orientar sobre os cuidados com os seios durante a amamentação.
- Orientar sobre as vantagens do aleitamento materno exclusivo nos primeiros seis meses, que deverá ser oferecido desde a sala de parto até os 2 anos de idade.
- Iniciar a discussão sobre o aleitamento materno, as vantagens, as técnicas e as dúvidas, estimulando a família a falar o que pensa sobre a amamentação, seus anseios, medos e dificuldades.
- Explicar sobre a higiene do bebê e falar das medidas de segurança em casa e no transporte da criança.
- Discutir sobre os fatores emocionais que possam interferir na estabilidade emocional dos pais, como emprego, moradia, efeito da chegada da criança à família e o relacionamento com os irmãos.
- Acompanhar a gestação e o parto, fazendo o papel do "cuidador" e orientando sobre os cuidados com a mãe e o recém-nascido, ajudando a diminuir o estresse familiar da expectativa quanto à chegada do bebê.
- Identificar, junto com o colega obstetra, se a gravidez é de risco e agir da melhor maneira, de acordo com cada situação, orientando sobre locais onde o parto possa ser mais seguro para a mãe e para o bebê.
- Apoiar e ajudar os futuros pais no processo de cuidar do bebê e incentivar a iniciação desse trabalho de maneira prazerosa.
- Orientar e disponibilizar seu tempo para esclarecer as dúvidas antes e depois do nascimento, abrindo um canal de comunicação e estabelecendo um vínculo afetivo com os pais, sempre com profissionalismo.

O principal objetivo do atendimento ambulatorial de puericultura no pré-natal é acolher a gestante e seu bebê, garantindo e oferecendo meios para um parto qualificado e humanizado por meio da incorporação de condutas acolhedoras e sem intervenções desnecessárias, dirigir ações que integrem todos os níveis de atenção, promoção, prevenção e assistência à saúde da gestante e do recém-nascido, desde o atendimento ambulatorial básico ao atendimento hospitalar para alto risco.

Referências

1. Brasil – Ministério da Saúde. Secretaria de Vigilância em Saúde. Vigitel Brasil 2014: vigilância de fatores de risco e proteção para doenças crônicas por inquérito telefônico. Brasília: Ministério da Saúde; 2014. Available from: http://portalsaude.saude.gov.br/images/pdf/2015/ abril/15/PPT-Vigitel-2014-.pdf.
2. Fernandes TF. Habilidade básicas do pediatra. In: Tratado de pediatria SBP. 4. ed. Baureri: Manole; 2017. p. 51-5.
3. Koletzko B, Brands B, Chourdakis M, Cramer S, Grote V, Hellmuth C, et al. The Power of Programming and the Early Nutrition Project: opportunities for health promotion by nutrition during the first thousand days of life and beyond. Annals of Nutrition and Metabolism. 2014;64:187-96.
4. Fernandes TF. O Pediatra do Século XXI. In: Pediatria Ambulatorial: da teoria à prática. São Paulo: Atheneu; 2015. p. 68-75.

5. Jesus MM. Atendimento ambulatorial em puericultura. Sociedade Brasileira de Pediatria [homepage on the Internet]. Rio de Janeiro: SBP; 2014 [cited 2019 May 12]. Available from: http://www.sbp.com.br/imprensa/detalhe/nid/puericultura-no-rol-da-ans-esclarecimento/.
6. Fernandes TF. Departamento de Pediatria Ambulatorial. Sociedade Brasileira de Pediatria [homepage on the Internet]. Consulta pediátrica pré-natal [cited 2018 May 10]. Available from: http://www.pediatriaparafamilias.com.br/paginas/prenatal/materia-consulta-pre-natal.aspx.

Capítulo 3

A família incluída na consulta de puericultura: atuação necessária à promoção da saúde integral da criança

Natália Tonon Domingues
Cátia Regina Branco da Fonseca
Antonio de Azevedo Barros Filho

A puericultura atua no período da vida em que ocorre o maior desenvolvimento da potencialidade humana. Com o acompanhamento sistemático, avaliando ininterruptamente o crescimento e o desenvolvimento das crianças, podemos promover a saúde, reduzir a prevalência de doenças e atuar ajudando a criança a se desenvolver de modo a alcançar todo o seu potencial genético, intelectual, com intervenções ambientais e psicossociais que muitas vezes se fazem necessárias.

Os fatores envolvidos no crescimento e no desenvolvimento das crianças têm impacto em toda a vida e trazem repercussões na vida adulta e no envelhecimento. Diante disso, os distúrbios que podem ocorrer na infância trazem consequências para a qualidade de vida desse indivíduo e envolve toda a comunidade ao seu redor, principalmente seus familiares.

Assim, as ações de promoção de saúde e prevenção dos agravos à saúde, foco principal da puericultura, têm como objetivo promover qualidade de vida para que a criança e o adolescente se desenvolvam de maneira integral, com todo o seu potencial físico, mental e biológico, diretamente relacionado ao seu contexto social e cultural, resultando na interação desses fatores e condições na saúde desde a infância até a senilidade.[1]

Cabe ao pediatra criar condições de proteção e defesa àqueles que venham a se encontrar em situações de risco e vulnerabilidades específicas. Para isso, deve considerar, no planejamento do cuidado à criança, envolver sua família (pais, irmãos, avós, agregados, enfim, a família moderna e ampliada que discutiremos no próximo capítulo deste livro), sua comunidade e toda a sua rede de apoio. É preciso conhecer a estrutura familiar na qual a criança está inserida, como é composta e sua inserção naquele cenário. Devemos lembrar que os membros interagem entre si e com o ambiente em que vivem, pois, reconhecendo isso, identificamos os riscos aos quais a criança está exposta e promovemos estratégias para minimizá-los.[2]

Considerando os aspectos culturais e socioeconômicos, a estrutura familiar e suas relações e interações entre seus membros, o pediatra deve criar oportunidades para que a família reconheça as competências e as habilidades que já possui e para que desenvolva aquelas que serão necessárias ao atendimento das próprias necessidades e as da criança sob seus cuidados. Além disso, devemos estimular as mudanças que tenham potencial de aumentar a capacidade e a saúde de todos, empoderá-los para que possam lidar com as diferentes situações envolvidas no processo saúde-doença, principalmente quando houver a necessidade de mudanças em hábitos de vida, incluindo hábitos alimentares. Devemos envolver a participação da família e toda a rede de recursos disponíveis na comunidade na qual a família está inserida, não esquecendo nunca da inclusão da escola.

O aumento na prevalência de doenças crônicas não transmissíveis (DCNT) é uma das principais características do processo de transição epidemiológica, que aconteceu inicialmente nos países desenvolvidos e que ocorre de maneira rápida no Brasil desde a década de 1960. Atualmente, as DCNT representam um dos maiores problemas de saúde pública e têm gerado um elevado número de mortes prematuras, perda de qualidade de vida e aumento da morbimortalidade.[3]

As DCNT incluem, principalmente, as doenças osteoarticulares, a hipertensão arterial sistêmica (HAS), as doenças cardiovasculares e o *diabetes mellitus*, tendo, muitas vezes, o sobrepeso e a obesidade associados. As doenças respiratórias crônicas, a doença cerebrovascular e o câncer são também DCNT.[4]

A prevenção dessas doenças, diante do envelhecimento populacional, passa a ser, além de obrigação do profissional da saúde, uma poderosa arma para a promoção do envelhecimento saudável. Assim, cabe ao pediatra atuar envolvendo a família, sempre preventivamente, e se necessário para o plano terapêutico da criança, que envolverá, por vezes, situações de higiene, nutrição, comportamento e atitudes (físicas, psicológicas, entre outras), a fim de contar com seu apoio e colaboração e sendo capaz, muitas vezes de alterar condições de doença de toda a família.[4]

Quando o pediatra atua reconhecendo a família como uma estrutura essencial para sua atuação, considerando o ambiente e o contexto no qual o paciente pediátrico está inserido, pode promover o cuidado integral e individualizado na atenção à saúde e consegue estimular um cuidado com uma dimensão maior e mais abrangente, enfatizando as necessidades biológicas e, principalmente, emocionais, psicológicas, sociais, religiosas e espirituais. Assim, a partir da promoção do cuidado holístico às crianças e a suas famílias, faz-se a diferença no que se refere à promoção de saúde plena e em sua forma mais completa.

Referências

1. Gabel J. Cuidados de saúde preventivos da criança e do adolescente. In: Júnior DC, Burns DA, Lopez FA, editors. Tratado de Pediatria: Sociedade Brasileira de Pediatria. 4. ed. Barueri: Manole; 2017. p. 56-8.
2. Rodrigues EC, Silva GR, Oliveira JG, Nogueira MF, Teixeira RB, Cabral IE. Modelos de cuidar em saúde da criança: reflexos na produção acadêmica de enfermagem do Rio de Janeiro, 1998-2002. Rev Soc Bras Enferm Ped. 2005;5:15-23.
3. Blank D. A puericultura hoje: um enfoque apoiado em evidências. J Pediatr (Rio J). 2003;79 Supl 1:S13-22.
4. Pereira RA, Souza RAA, Vale JS. O processo de transição epidemiológica no Brasil: uma revisão de literatura. Rev Cien FAEMA [serial on the Internet]. 2015;6:99-108 [cited 2018 May 12]. Available from: http://www.faema.edu.br/revistas/index.php/Revista-FAEMA/article/view/322.

Capítulo 4

As novas famílias e a puericultura: famílias mosaicos, famílias presentes e ausentes – abordar sem discriminar

Adriana Monteiro de Barros Pires
José Gabel

A instituição familiar tem passado por várias modificações decorrentes de mudanças ocorridas no contexto sociocultural, adaptando-se às novas influências e às diferentes épocas e ambientes.[1,2]

Atualmente, temos diferentes tipos de família:[3]

- **Famílias nucleares:** aproximadamente metade de todas as famílias com jovens menores de 18 anos são compostas por dois pais biológicos e seus filhos.
- **Famílias de pais solteiros:** as famílias monoparentais representam 27% das famílias com jovens menores de 18 anos.
- **Famílias intergeracionais:** aproximadamente 670 mil famílias com filhos menores de 18 anos têm uma pais com idade igual ou superior a 65 anos que vivem com eles, e cerca de 2,5 milhões de jovens menores de 18 anos vivem com um ou ambos os pais na casa de seus avós.
- **Famílias adotivas:** aproximadamente 120 mil crianças são adotadas a cada ano, sendo que 6,3% das crianças vivem em cuidados adotivos.
- **Famílias nunca casadas:** cerca de 15 milhões de casais não casados têm pelo menos uma criança menor de 15 anos.
- **Famílias misturadas:** cerca de 20% das crianças em famílias biparentais vivem em famílias associadas.
- **Avós como pais:** aproximadamente 1,3 milhão de crianças menores de 18 anos vivem somente com seus avós, que exercem, portanto, o papel de pais.
- **Famílias com pais do mesmo sexo:** cerca de 2 milhões de crianças têm pais que são homossexuais ou bissexuais.[2,3]

Como pode ser constatado, as famílias são diversas, complexas e mutáveis, e o pediatra deve estar preparado para esses novos desafios de realizar o atendimento contextualizado e desprovido de quaisquer preconceito e julgamento.

Atualmente, com os novos arranjos familiares, o pediatra tem como missão, na consulta de puericultura, apoiar a saúde e o bem-estar psicossocial de crianças LGBT e suas famílias, pais LGBT e seus filhos, crianças com variações na apresentação de gênero e suas famílias e pediatras e estudantes de pediatria LGBT.[1]

O número de famílias monoparentais decorrentes de divórcios ou separações ou até mesmo da opção de ter filhos sem estabelecer um compromisso (mães ou pais "solteiros") vem aumentando a cada dia. Nesses casos, as dificuldades podem aparecer justamente pelo fato de o progenitor ter de assumir determinadas funções que normalmente são assumidas por ambos os progenitores, pai e mãe.[2] Atualmente, muitos pais se dedicam a suas carreiras, dispondo de pouco tempo para seus filhos, e isso, sim, pode gerar problemas que devem ser abordados na consulta de puericultura, não o fato de se ter optado pela "produção independente".[1]

A importância do pediatra no mundo atual ultrapassa o conhecimento médico-científico, de técnicas diagnósticas e terapêuticas. Cabe a ele a função de estruturar e proporcionar uma assistência médica e psicossocial integral à criança e ao adolescente.

Historicamente, a especialidade pediátrica já propõe uma atuação diferenciada, que abrange todo o organismo humano de um ser em plenos crescimento e desenvolvimento, considerando a mente e as relações sociais e familiares.[4,5]

Todos são iguais perante a lei, sem distinção de qualquer natureza, e devemos promover o bem-estar de todos, sem preconceitos de origem, raça, sexo, cor, idade e quaisquer outras formas de discriminação. Tais afirmações são emendas que regem a Constituição da República Federativa do Brasil de 1988 e que deveriam refletir em todas as esferas públicas do país e, no atendimento médico, não pode ser diferente.

O pediatra deve oferecer um ambiente de cuidado à saúde sem preconceito, com comunicação aberta e uma relação positiva com a criança, o jovem e a família. Deve transmitir sensibilidade, aceitação e respeito.[2]

As pesquisas científicas mostram que não existe uma relação de causa e efeito entre a orientação sexual dos pais e o bem-estar das crianças. Estudos atestam que há crescimento e desenvolvimento normais de crianças adotivas de casais do mesmo gênero ou de casais heterossexuais.

Os fatores críticos que afetam o desenvolvimento normal e a saúde mental das crianças são o estresse dos pais, a estabilidade (ou instabilidade) econômica e social da família, os recursos da comunidade, a discriminação e a exposição das crianças em casa ou em seus ambientes de convivência, e não a orientação sexual de seus pais ou a formação de seu núcleo familiar.[2]

É vital que o pediatra compreenda as características únicas e complexas das famílias e de seus pacientes e os apoiem para garantir o seu melhor desenvolvimento. Para isso, ele deve estar apto a identificar antecipadamente situações-problemas em potencial, evitando danos à saúde física e mental das crianças e dos adolescentes e ajudando as famílias a se organizar.[3,6]

Referências

1. Gabel J, Pires AM. Famílias tradicionais e novos modelos de famílias. In: Fernandes TF, editor. Pediatria ambulatorial – da teoria à prática. São Paulo: Atheneu; 2016. p. 26-8.
2. Greydanus DE. Other types of families: single-parent, divorced, blended and gay-parent families. In: Caring for your teenager. New York: Bantam Books; 2003. p. 107-22.

3. American Academy of Pediatrics [homepage on the Internet]. Different types of families: a portrait gallery. 2016 [cited 2018 May 10]. Available from: https://www.healthychildren.org/English/family-life/family-dynamics/types-of-families/Pages/Different-Types-of-Familes-A-Portrait-Gallery.aspx.
4. Le Fanu J. The rise and fall of modern medicine. London: Abacus; 2011.
5. Bonilha LR, Rivorêdo CR. Puericultura: duas concepções distintas. J Pediatr (Rio J). 2005;81:7-13.
6. Keane V. Avaliação do crescimento. In: Kliegman RM, Behrman RE, Jenson HB, Stanton BF, editors. Nelson, Tratado de Pediatria. 18. ed. Rio de Janeiro: Elsevier; 2009. p. 70-4.

Capítulo 5

As mídias sociais

Ana Cristina Ribeiro Zöllner
Claudio Barsanti
Agna Noisy Araújo Correa

Atualmente, as palavras "tecnologia" e "mídias" são comuns e presentes na vida das crianças. Porém, pais, educadores e profissionais de saúde têm demonstrado dificuldades em lidar com esse novo cenário. Sabemos que, com o aumento de diferentes meios de comunicação na vida das crianças e dos adolescentes, é necessário um posicionamento dos responsáveis, a fim de prevenir problemas psicossociais. Mais do que discutir se crianças e adolescentes devem utilizar a tecnologia no dia a dia, é necessário aceitar a inserção delas no mundo digital, focando a qualidade dos conteúdos acessados e o equilíbrio entre as atividades virtuais e as do mundo real.

A mídia social e a tecnologia têm influenciado no comportamento das crianças. São nítidas as mudanças de seus hábitos, a redução no rendimento escolar e as dificuldades em estabelecer vínculos familiares e com a sociedade.[1] Consequentemente, houve um aumento das queixas em consultórios pediátricos pelos pais de como orientar seus filhos, gerando inseguranças do pediatra em abordar esse tema com seus pacientes.

Paralelamente a essa discussão, é importante salientar que a mídia digital e a tecnologia alcançam o universo infantil (por meio de brinquedos digitais, *smartphones*, *tablets* e TV) e que são, de fato, coadjuvantes na aprendizagem e na formação de relações. Sabemos que existem benefícios e prejuízos advindos dessas tecnologias, e o desafio é saber como utilizá-las sem trazer danos à saúde.[2] Por isso, o pediatra de consultório tem um papel fundamental na abordagem com a família.

Uma medida inicial seria destacar os benefícios da tecnologia, porém, mostrando que existem limites para não prejudicar o desenvolvimento e a formação da criança. Além disso, é preciso que os pais sejam um modelo de referência para seus filhos, deixando clara a importância em ter rotinas e respeitá-las.

Aos pediatras e profissionais da área da saúde, recomenda-se iniciar uma conversação com pais e cuidadores sobre o assunto desde as primeiras consultas, a fim de orientá-los sobre a duração e o conteúdo adequados. É importante criar e valorizar os momentos livres de dispositivos eletrônicos, favorecendo a interação social, além de encorajá-los firmemente a não permitir que as crianças desloquem horários de sono, estudo ou brincadeiras ao ar livre para o uso da tecnologia digital.[3]

O uso saudável e equilibrado das mídias digitais pelo púbico infanto-juvenil requer controle contínuo dos pais. Crianças e adolescentes podem e devem desenvolver autonomia e senso crítico no uso das tecnologias, mas necessitam dos responsáveis para guiá-los, exemplificando o uso ético e criterioso dessas ferramentas.

Algumas recomendações aos pais para o bom uso das mídias sociais:[3]
- Evitar o uso da mídia digital em menores de 18 meses.
- Determinar limites do tempo de uso de tecnologia digital de uma hora por dia para pré-escolares, duas horas por dia para escolares e três horas para adolescentes.
- Evitar dispositivos tecnológicos no quarto da criança.
- Conversar com a criança sobre o conteúdo acessado e monitorar o seu acesso a ele.
- Traçar planos familiares para realização de atividades, com o intuito de valorizar a interação social com os filhos.

Referências

1. Bucht C, Von Feilitizen C. A criança e a mídia. Brasília: Unesco Brasil; 2002, p. 43.
2. Ferreira MF. O Universo das crianças na mídia digital: a experiência de blogs. Bauru, Brasil: Anais do I Simpósio de Comunicação e Tecnologias Interativas; 2008 out 12-13. p. 91-107.
3. Sociedade Brasileira de Pediatria [homepage on the Internet]. Departamento de Adolescência. Manual de orientação – saúde de crianças e adolescentes na era digital. 2016 [cited 2018 May 10]. Available from: http://www.sbp.com.br/fileadmin/user_upload/2016/11/19166d-MOrient-Saude-Crian-e-Adolesc.pdf.

Capítulo 6

A ética e o sigilo médico no atendimento à criança e ao adolescente

Ana Cristina Ribeiro Zöllner
Regis Ricardo Assad
Clóvis Francisco Constantino

Assistir, do ponto de vista da saúde, crianças e adolescentes, traz aos profissionais situações instigantes e, ao mesmo tempo, difíceis e, por vezes, conflitantes.

Por dever ético, devemos estar atentos à nossa atualização científica e conhecer as melhores evidências do que nos propomos a fazer, mas jamais deixar de ter a preocupação com a cidadania e com a dignidade humana.

A relação médico-paciente, no que diz respeito à pediatria, é, na realidade, a relação médico-paciente-família ou responsável legal. Por isso, os referenciais filosóficos, éticos e legais dessas relações devem ser entendidos em sua maior magnitude.

Entre os deveres dos médicos, destacam-se: não causar danos; a não maleficência; a beneficência, sempre que possível; o respeito às pessoas e o sentido da justiça.

É importante deixar claro que a criança não é um adulto em menor escala, mas um ser humano em crescimento e desenvolvimento rumo a sua autonomia na vida adulta.[1] Com tal particularidade, a sociedade organizada deve dispor de mecanismos capazes de criar condições adequadas para essa caminhada rumo ao futuro.

Conduzir a criança e o adolescente ao futuro e em segurança, dirigindo-os para sua própria inserção autônoma na coletividade democrática, sempre será a missão do pediatra.

A legislação

A criança e o adolescente estão inseridos, com destaque, na estrutura jurídica brasileira, desde a *Carta Magna*, passando pela legislação ordinária e os códigos deontológicos, como o *Código de Ética* Médica.[2] Além disso, em todo o mundo, há tratados, declarações e discussões internacionais a respeito da temática infanto-juvenil.

Diz nossa Constituição:[3]

> "Art. 227   É dever da família, da sociedade e do Estado assegurar à criança, ao adolescente e ao jovem, com absoluta prioridade, o direito à vida, à saúde, à alimentação, à educação, ao lazer, à profissionalização, à cultura, à dignidade, ao respeito, à liberdade e à convivência familiar e comunitária, além de colocá-los a salvo de toda forma de negligência, discriminação, exploração, violência, crueldade e opressão."

A regulamentação desse artigo redundou no *Estatuto da Criança e do Adolescente* (ECA – Lei Federal n. 8.069, de 13 de julho de 1990), que dispõe sobre a proteção integral à criança e ao adolescente.[4]

Em nosso país, segundo essa legislação, a criança é a pessoa até 12 anos de idade incompletos e, o adolescente, aquela entre 12 e 18 anos.

Ações recomendadas aos pediatras e demais profissionais que atendem a criança e o adolescente

Conforme já mencionado, um paciente pode ser considerado pediátrico desde o nascimento até o fim da adolescência.

Sabemos, desde os anos 1970, que o referencial "autonomia" foi incorporado definitivamente na assistência à saúde. Tal conquista não exclui crianças e adolescentes. Porém, estabelecer os limites da autonomia na faixa etária pediátrica nem sempre é fácil, frequentemente produzindo dilemas éticos e bioéticos.

A questão da autonomia em pediatria é bastante complexa nas diferentes faixas do período de crescimento e desenvolvimento. Não é difícil compreender que, no caso de crianças pequenas, quem decide por elas são os pais, e isso parece muito natural, dada a transposição do princípio do respeito à autonomia; é direito dos pais ou responsáveis legais. Mas não podemos deixar de enfatizar que esse direito deriva de um dever, o dever de decidir o que é melhor para seus filhos e, salvo exceções, os pais compreendem bem o que é melhor para seus pequenos.

Vale lembrar que, apesar dessa condição dos pais, a criança, independentemente da idade, tem direito à explicação, na medida de sua compreensão. Os pais, então, têm o direito do "consentimento" e da decisão, e os filhos têm o direito de "assentimento", de concordância.

A capacidade de compreender as consequências de seus atos é um processo dinâmico e progressivo da criança e do adolescente em seu processo de crescimento e desenvolvimento, transitando, assim, na medida do passar do tempo, do assentimento ao próprio consentimento.

A criança e o adolescente que se recusam a assentir devem ser ouvidos com atenção por todos os envolvidos.

O médico tem o dever de recomendar a conduta que considera a mais adequada, com base nas melhores evidências disponíveis, mas respeitando o direito do paciente e de seus familiares de escolher livremente a que mais lhes convêm, ao considerar seus próprios valores religiosos, espirituais, morais, éticos e culturais.

Considerações específicas a respeito do atendimento ao adolescente

É importante enfatizar que o adolescente tem direito a sua privacidade e sua confidencialidade, e essa garantia temos de lhe dar, em todas as ações profiláticas, diagnósticas e terapêuticas. Como regra geral, a informação aos pais ocorrerá com seu expresso consentimento.

A Sociedade de Pediatria de São Paulo (SPSP), mantendo sua tônica de criar consensos e entendimentos relacionados com sua área de abrangência, divulgou diretrizes específicas a respeito do atendimento ao adolescente:[5]

- O envolvimento da família é desejável, mas os limites desse envolvimento devem ficar claros para ambos – adolescente e família.
- A equipe da saúde e os pediatras devem incentivar o adolescente a envolver a família.
- A ausência dos pais ou responsáveis não é impedimento para o atendimento médico do adolescente em consultas ou retornos.
- Em todas as situações em que se caracterizar a necessidade da quebra do sigilo do adolescente em relação a sua família, ele deve ser informado pelo médico, justificando-se, com fundamentos, os motivos.
- Tais motivos envolvem situações consideradas de risco, como gravidez, abuso de drogas, não adesão a tratamentos necessários, doenças graves e risco de morte.

Considerações finais

É importante frisar que obter o equilíbrio entre o consentimento substitutivo e o assentimento da criança ou do adolescente é importante para conseguir a empatia necessária entre a equipe de saúde e o paciente e sua família.

Devem-se sempre considerar os aspectos religiosos, culturais e morais de cada pessoa e de cada família. A medicina trata de pessoas, de seres humanos que têm sua dignidade intrínseca, de modo que seus próprios valores devem estar sempre em pauta no exercício profissional dos médicos e de todos os profissionais da saúde. Estes, por sua vez, têm consciência de seus direitos e deveres para com as pessoas e para com o prestígio e o bom conceito da profissão de médico e de todos os membros da equipe multiprofissional.

Referências

1. Constantino CF, Rego Barros JC, Hirschheimer MR. Cuidando de Crianças e Adolescentes sob o olhar da Ética e da Bioética. São Paulo: Atheneu; 2009.
2. Resolução CFM n. 1931/2009. Publicada no DOU de 24 de setembro de 2009, Seção I, p. 90. Retificação publicada no DOU de 13 de outubro de 2009, Seção I, p. 173. Aprova o Código de Ética Médica. Available from: http://www.portalmedico.org.br/resolucoes/cfm/2009/1931_2009.htm.
3. Brasil – Presidência da República. Constituição da República Federativa do Brasil de 1988. Brasília: Diário Oficial da União; 1988. Available from: http://www.planalto.gov.br/ccivil_03/constituicao/constituicao.htm.
4. Brasil – Presidência da República. Lei Federal n. 8.069, de 13 de julho de 1990. Dispõe sobre o Estatuto da Criança e do Adolescente e dá outras providências. Brasília: Diário Oficial da União; 1990. Available from: http://www.planalto.gov.br/ccivil_03/leis/l8069.htm.
5. Sociedade de Pediatria de São Paulo. Aspectos éticos no atendimento médico do adolescente. Rev Paul Ped. 1999;17:95-7.

Capítulo 7

Aleitamento materno: a puericultura de raiz

Moises Chencinski

Desde a primeira publicação sobre o tema, atribuída ao médico Caron, em 1865, em que propõe a puericultura como "forma de melhorar as condições higiênicas e fisiológicas das crianças", o significado do termo foi ampliado, revisto, modificado e atualizado, de modo que, nos dias atuais, a puericultura pode ser considerada a base da pediatria.

São muitos os conceitos e as visões sobre a puericultura, por exemplo, "a arte de promover e proteger a saúde das crianças, através de uma atenção integral, compreendendo a criança como um ser em desenvolvimento com suas particularidades".[1]

Por outro lado, segundo o vice-presidente do Banco Mundial para Desenvolvimento Humano, Keith Hansen:[2]

> "se a amamentação ainda não existisse, quem a inventasse hoje mereceria um duplo Prêmio Nobel de Medicina e Economia. Pois enquanto 'o peito é o melhor' para a saúde ao longo da vida, também é excelente na economia. A amamentação é a primeira inoculação da criança contra a morte, a doença e a pobreza, mas também o seu investimento mais duradouro na capacidade física, cognitiva e social."

Em uma série publicada no *The Lancet* (*Child Survival*), os autores afirmam que "o aleitamento materno individualmente é a intervenção mais importante e de baixo custo que pode reduzir 13% das mortes em menores de 5 anos".[3]

Se essas não forem as melhores definições de puericultura, com certeza elas refletem a importância do aleitamento materno como referência à saúde humana de qualquer idade.

Podemos abordar essa relevância em duas partes intimamente relacionadas: o leite humano e o aleitamento materno.

Sobre o leite materno (LM) há de se ressaltar sua composição ímpar e única, não apenas no que diz respeito aos macro e micronutrientes, mas, principalmente, à inter-relação de ações de seus componentes para que se obtenha o melhor e único alimento para lactentes até o sexto mês, o principal entre 6 meses e 1 ano e o complemento ideal até 2 anos ou mais, como recomendam a OMS, o Ministério da Saúde[4] e a Sociedade Brasileira de Pediatria, entre muitas outras instituições de reconhecimento mundial.

Assim, por mais que a indústria tente inserir em suas formulações qualquer nutriente importante presente no LM, não há como sequer se aproximar de seus benefícios, visto que é o conjunto que faz a diferença.

Isso sem contar os fatores imunológicos espécie-específicos que agem em profunda relação entre o bebê e sua mãe, de acordo com as influências de cada ambiente familiar e seus estímulos antigênicos.

Vale lembrar que o LM é o "sangue branco", que se modifica de acordo com as necessidades do momento da cada criança, tendo sua composição adaptada e diferenciada para recém-nascidos a termo e pré-termo, alterando-se do começo ao fim em uma mesma mamada, do início ao fim do dia e de acordo com a idade da criança, sendo importante e fundamental desde o parto até os 2 anos de idade ou mais.[5]

E o que dizer sobre o aleitamento materno, vínculo tão único, tão desejado, tão divulgado e ainda tão dificultado? Apesar de toda a informação, de leis que favoreçam sua prática, da publicação no *The Lancet*[6] que coloca o Brasil em destaque na amamentação ao redor do mundo, as últimas estatísticas brasileiras mostram uma estabilização em patamares ainda abaixo dos desejáveis tanto nos índices em sala de parto (67,7%) como nas taxas de aleitamento materno exclusivo (54,3 dias), na prevalência até o sexto mês (41%) e na mediana de duração (341,59 dias ou 11,2 meses).[7-9] Ainda para 2019, há um planejamento de nova pesquisa nacional que poderá mostrar de fato a realidade da prática no país.

Publicações recentes sobre o tema mostram que:

> "As crianças amamentadas por períodos mais longos têm menor morbidade e mortalidade infecciosa, menos maloclusão dentária e maior inteligência do que aquelas que são amamentadas por períodos mais curtos ou não são amamentadas. Essa desigualdade persiste até mais tarde na vida. Evidências crescentes também sugerem que a amamentação pode proteger contra o excesso de peso e diabetes mais tarde na vida.
>
> A amamentação beneficia as mães. Pode prevenir o câncer de mama, melhorar o espaçamento entre os nascimentos e reduzir o risco de diabetes e câncer de ovário de uma mulher. A ampliação da amamentação pode prevenir um número estimado de 823.000 mortes de crianças e 20.000 mortes de câncer de mama a cada ano.
>
> Os resultados de estudos realizados com técnicas biológicas modernas sugerem mecanismos inovadores que caracterizam o leite materno como medicamento personalizado para lactentes."[6]

E, se estamos abordando a puericultura como promoção e proteção à saúde, a amamentação deve ser aludida desde o pré-natal, tanto nas consultas de rotina quanto na consulta pediátrica a partir da 32ª semana de gestação. O estímulo deve ser prolongado durante o período que se passa na maternidade, desde a sala de parto até a alta, sem indicação de fórmulas, mamadeiras ou chupetas. Desde a primeira consulta de puericultura com o pediatra, entre 7 e 15 dias de vida, a amamentação requer uma atenção especial, pois, apesar de ser natural, nem sempre é simples ou fácil.

É recomendável que o pediatra estabeleça um vínculo com as mães e as famílias, sem críticas ou julgamentos, escutando, respeitando e observando a prática reconhecida como aconselhamento. Essa é uma "forma de atuação do profissional com a mãe na qual ele a escuta, procura compreendê-la e, com seus conhecimentos, oferece ajuda para propiciar que a mãe planeje, tome decisões e se fortaleça para lidar com pressões, aumentando sua autoconfiança e autoestima".[10]

Se conseguirmos estabelecer esse relacionamento de apoio e confiança com as mães desde o primeiro contato, se transmitirmos a informação adequada, ajustando as técnicas corretas (pega, posição, avaliação de freio de língua, livre demanda), desde o pré-natal, na maternidade e nas consultas de puericultura, se estivermos atentos a situações especiais (prematuridade, gemelaridade, lactogestação e amamentação em tandem), se evitarmos o uso de chupetas, mamadeiras, correremos muito menos riscos de enfrentar situações adversas para a amamentação (dor nos mamilos, fissuras, ingurgitamento mamário, candidíase, bloqueio de ductos lactíferos, mastite, abscesso mamário)[3] e o desmame ocorrerá de maneira natural, quando ambos, mãe e bebê, estiverem preparados para isso.

Para finalizar, vale um trecho do material publicado no *The Lancet*, que nos serve de alerta:

> "O leite humano não é, portanto, apenas um suprimento nutricional perfeitamente adaptado para o bebê, mas provavelmente o medicamento mais específico e personalizado que ele ou ela receberá, dado em um momento em que a expressão gênica está sendo ajustada para toda a vida. Esta é uma oportunidade para a impressão de saúde que não deve ser perdida."[6]

Isso é a mais pura e mais genuína puericultura.

Referências

1. Secretaria de Estado da Saúde de São Paulo [homepage on the Internet]. Manual de acompanhamento da criança. 2015 [cited 2018 May 10]. Available from: http://www.saude.sp.gov.br/resources/ses/perfil/gestor/homepage/programa-de-fortalecimento-da-gestao-da-saude-no-estado-de-sao-paulo/consultas-publicas/manual_de_acompanhamento_da_crianca.pdf.
2. Hansen K. Breastfeeding: a smart investment in people and in economies. Lancet [serial on the Internet]. 2016;387:416 [cited 2018 May 12]. Available from http://www.thelancet.com/journals/lancet/article/PIIS0140-6736 (16)00012-X/fulltext?code=lancet-site.
3. Jones G, Steketee RW, Black RE, Bhutta ZA, Morris SS, Bellagio Child Survival Study Group. How many child deaths can we prevent this year? Lancet. 2003;362:65-71.
4. Brasil – Ministério da Saúde. Secretaria de Atenção à Saúde. Departamento de Atenção Básica. Dez passos para uma alimentação saudável: guia alimentar para crianças menores de dois anos. Um guia para o profissional da saúde na atenção básica. 2. ed. Brasília: Ministério da Saúde; 2013. Avaliable from: http://bvsms.saude.gov.br/bvs/publicacoes/dez_passos_alimentacao_saudavel_guia.pdf.
5. Brasil – Ministério da Saúde. Secretaria de Atenção à Saúde. Departamento de Atenção Básica. Saúde da criança: nutrição infantil: aleitamento materno e alimentação complementar. Brasília: Ministério da Saúde; 2009. (Série A. Normas e Manuais Técnicos) (Cadernos de Atenção Básica). Available form: http://bvsms.saude.gov.br/bvs/publicacoes/saude_crianca_aleitamento_materno_cab23.pdf.
6. The Lancet [homepage on the Internet]. Series from the Lancet Journals – Breastfeeding [cited 2016 Jan 29]. Available from: http://www.thelancet.com/series/breastfeeding.
7. Instituto Brasileiro de Geografia e Estatística [homepage on the Internet]. Pesquisa Nacional de Saúde – PNS 2013. Questionário dos moradores do domicílio [cited 2018 May 12]. Rio de Janeiro: IBGE; 2013. Available from: http://www.ibge.gov.br/home/estatistica/populacao/pns/2013/.
8. Brasil – Ministério da Saúde. Pesquisa Nacional de Demografia e Saúde da Criança e da Mulher – PNDS 2006: dimensões do processo reprodutivo e da saúde da criança. Ministério da Saúde, Centro de Análise e Planejamento [cited 2018 May 12]. Brasília:

Ministério da Saúde; 2009. Available from: http://bvsms.saude.gov.br/bvs/publicacoes/pnds_crianca_mulher.pdf.
9. Brasil – Ministério da Saúde. Secretaria de Atenção à Saúde. Departamento de Ações Programáticas e Estratégicas. II pesquisa de prevalência de aleitamento materno nas capitais brasileiras e Distrito Federal. Ministério da Saúde/Secretaria de Atenção à Saúde. Departamento de Ações Programáticas e Estratégicas [cited 2018 May 12]. Brasília: Ministério da Saúde; 2009. Avaliable from: http://bvsms.saude.gov.br/bvs/publicacoes/pesquisa_prevalencia_aleitamento_materno.pdf
10. Bueno LG, Teruya KM. The practice of breastfeeding counseling. J Pediatr (Rio J.). 2004;80:s126-30.

Seção 2

Puericultura passo a passo

Coordenador
Tadeu Fernando Fernandes

Capítulo 8

A consulta de puericultura

Tadeu Fernando Fernandes
Regis Ricardo Assad

O reconhecimento da importância do acompanhamento ambulatorial de crianças saudáveis é um marco de transformação na pediatria, pois atualmente nos deparamos com um novo e grande desafio: cuidar da saúde física e mental de crianças que poderão viver 100 anos ou mais e precisam viver a quantidade com qualidade de vida.[1]

A Sociedade Brasileira de Pediatria (SBP), alinhada com a American Academy of Pediatrics (AAP), Associação Médica Brasileira (AMB) e o Ministério da Saúde (MS) do Brasil, normatizaram a periodicidade das consultas fundamentais de puericultura, agora chamadas de "atendimento ambulatorial em puericultura", que receberam o código 1.01.06.14-6 na Classificação Brasileira Hierarquizada de Procedimentos Médicos (CBHPM), com remuneração diferenciada pelo porte 3B como mostra o Quadro 8.1.[2]

Quadro 8.1. Calendário de consultas de rotina em pediatria (puericultura)			
Lactente (0-2 anos)	**Pré-escolar (2-4 anos)**	**Escolar (5-10 anos)**	**Adolescentes (11-19 anos)**
• 1ª semana	• 24 meses	• 5 anos	• 11 anos
• 1 mês	• 30 meses	• 6 anos	• 12 anos
• 2 meses	• 36 meses	• 7 anos	• 13 anos
• 3 meses	• 42 meses	• 8 anos	• 14 anos
• 4 meses	• 48 meses	• 9 anos	• 15 anos
• 5 meses		• 10 anos	• 16 anos
• 6 meses			• 17 anos
• 9 meses			• 18 anos
• 12 meses			• 19 anos
• 15 meses			
• 18 meses			

Fonte: AMB – CBHPM, 2014.[2]

Nas consultas previstas no calendário, como mostrado no Quadro 8.1, o pediatra deve estar habilitado a avaliar e monitorar:[1]

- o estado nutricional da criança pelos indicadores clínicos definidos pelo MS;
- o histórico alimentar;
- a curva de crescimento definida pelos parâmetros antropométricos adotados pelo MS;
- o estado vacinal, segundo o calendário oficial de vacinas do MS;
- o desenvolvimento neuropsicomotor;
- o desempenho escolar e dos cuidados dispensados pela escola;
- o padrão de atividades físicas diárias conforme parâmetros recomendados pelo MS;
- a capacidade visual;
- as condições do meio ambiente, conforme roteiro do MS;
- os cuidados domiciliares dispensados à criança;
- o desenvolvimento da sexualidade;
- o sono quantitativo e qualitativo;
- a função auditiva;
- a saúde bucal;
- a exposição à mídia.

Referências

1. Fernandes TF, Constantino CF, Zolner AC. O Pediatra do século XXI. In: Pediatria ambulatorial: da teoria à prática. São Paulo: Atheneu; 2016. p. 29-36.
2. Associação Médica Brasileira. Classificação Brasileira Hierarquizada de Procedimentos Médicos. Cardoso Filho, CA (org). São Paulo: AMB; 2014. p. 24.

Capítulo 9

A primeira consulta no pós-alta da maternidade: ação psicoprofilática do pediatra

Tadeu Fernando Fernandes
Regis Ricardo Assad

O primeiro atendimento ambulatorial em puericultura é, sem dúvida, um dos mais longos e importantes para se estabelecerem vínculos entre o pediatra e os pais, é uma consulta pautada por duas palavras: acolhimento e empatia.[1-3]

Caso tenha ocorrido a consulta com o pediatra no terceiro trimestre da gestação, esta ficará facilitada pelas orientações e recomendações já fornecidas (*vide* Capítulo 2), pois, caso contrário, começaremos do zero.

Essa consulta começa pelas apresentações, e é essencial conhecer os pais pelo nome, pois chamar de "mãezinha" e "paizinho" infantiliza e despersonaliza o relacionamento. Saber o grau de relacionamento dos pais, se moram juntos ou não, quem vai apoiar a mãe nas tarefas diárias, avós, babás ou parentes, conhecer o número de familiares que habitam o mesmo teto, quem é o "arrimo de família", tentar, de modo sutil, conhecer as condições financeiras da família, se a mãe trabalha fora, qual será o tempo de licença-maternidade, enfim, estaremos caracterizando o ambiente físico, social e familiar no qual o bebê se desenvolverá, importante para futuras intervenções.

Precisamos dos dados pessoais da família para contatos telefônicos e/ou de mídia eletrônica, o local da residência, fato que facilitará orientar onde é o centro de saúde mais próximo para as vacinações e em casos de urgência, os serviços médicos mais próximos; é importante também detectar fatores ecológicos de risco, por exemplo, morar perto de matas aumenta o risco para febre amarela, enfim, resumindo, é o que se chamamos de "identificações".

É preciso também conhecer as condições da residência, a infraestrutura, o número de cômodos, se existe um quarto somente para o bebê, água encanada, saneamento básico, carpete ou piso frio, onde a criança vai dormir, tomar banho, ser amamentada. Essa é a fase dos determinantes sociais de saúde.

Um bom pediatra começa por uma boa secretária (recepcionista), que deve ser treinada para que, no ato do agendamento da consulta, solicite aos pais, além da pontualidade, que tragam o cartão do pré-natal e a carteira nacional de saúde da criança, que contêm dados fundamentais para a primeira consulta, e que tragam uma lista de perguntas e dúvidas já escritas, para evitar atitudes prolixas durante a consulta.

Precisamos conhecer os antecedentes pessoais e familiares, e o cartão do pré-natal traz dados importantes da gestação, os quais, associados a um inquérito familiar de doenças, poderão determinar fatores de riscos para futuras doenças. Os estudos são claros e evidentes: filhos de mães que durante a gestação ficaram obesas, resistentes à insulina ou diabéticas, hipertensas, disbióticas, ansiosas e/ou depressivas têm uma razão de risco maior para doenças crônicas degenerativas e comportamentos psicossociais limítrofes.

A caderneta de saúde da criança, além de trazer os dados do nascimento e intercorrências no berçário, será um instrumento altamente qualificado de vigilância do crescimento, desenvolvimento e promoção de saúde. É obrigatória sua presença em toda consulta e, obviamente, o preenchimento dos dados a cada consulta.

O *Bright Futures*, iniciativa do U.S Bureau of Maternal and Child Health, nos Estados Unidos, apoiado pela American Academy of Pediatrics, inspira a normatização de rotinas para o atendimento ambulatorial em puericultura por meio de um conjunto de princípios, estratégias e ferramentas fundamentadas na medicina baseada em evidências, visando melhorar a eficácia e produtividade do atendimento.

Na primeira consulta no pós-alta da maternidade, que deverá ocorrer, preferencialmente, na primeira semana de vida, devemos priorizar os seguintes tópicos:

1. **Começar com perguntas "provocativas", para que a consulta seja interativa, é um "quebra gelo":**
   - "Conte-me sobre você e seu bebê".
   - "Quais são suas principais preocupações e dúvidas?".
   - "Como você está se sentindo?" (pergunta importantíssima e, muitas vezes, ignorada).
   - "Como foram esses dias desde o nascimento até hoje?".
   - "Cuidar do bebê está mais fácil ou mais difícil do que você esperava?".

2. **Inquérito alimentar:**
   - Aleitamento materno exclusivo e livre demanda? É dever do pediatra estimular, amparar e apoiar a amamentação. Investigar dificuldades no processo da amamentação.
   - Avaliar o tempo e a periodicidade de cada mamada (deixar claro o diferencial de leite anterior e leite posterior).
   - Assistir e orientar uma mamada ou pelo menos a parte inicial, verificar os bicos das mamas. Observar a pega e fazer o *check-list*:
     - O lábio inferior do bebê toca com o bico da mama?
     - O bebê abre bem a boca (como bocejo), abocanha a aréola?
     - O lábio inferior está voltado para fora ("boquinha de peixe")?
   - Indagar sobre os períodos de sono e vigília. Se o bebê é dorminhoco, orientar a acordá-lo em um período médio entre 2 e 4 horas.
   - Como está a alimentação da mãe? Orientar quanto a mitos e lendas de alimentos que dão cólicas, pois, muitas vezes, as mães estão em regime de dietas restritivas de nutrientes importantes para o binômio mãe-filho.
   - Deve-se orientar as mães que está cientificamente comprovado que mais de dois copos de leite por dia podem provocar cólicas e riscos de alergia à proteína do leite de vaca.
   - Alertar que se a mãe ingerir bebidas com cafeína (café, chá preto, chá verde, chá-mate, energéticos e refrigerantes com cafeína), implicará em maior excitabilidade do bebê.
   - Indagar se a mãe está tendo uma alimentação satisfatória e/ou está suplementando sua dieta com ácidos graxos poli-insaturados da série ômega 3 e ômega 6, ferro, vitamina D, iodo (muitas mulheres zeram o sal na dieta), zinco, magnésio, cálcio e proteínas de boa qualidade.

3. **Exame físico:**
   - Antropometria, com peso, estatura, perímetros cefálico e torácico, lembrando de já anotar na Carteira Nacional de Saúde (preencher os gráficos também).
   - Comparar o peso atual ao peso do nascimento e à alta. Calcular quantos gramas o bebê está ganhando por dia. Tranquilizar os pais sobre a perda fisiológica de peso nos primeiros dias de vida.
   - Exame físico geral e específico: inspeção, palpação, ausculta, otoscopia, nasoscopia com o otoscópio e sem espéculo e oroscopia.
   - Avaliar presença ou não de icterícia.
   - Testar os principais reflexos: moro, sucção e voracidade, preensão, marcha, fuga à asfixia, tônico do pescoço e Babinski (plantar).
   - Palpar fontanelas.
   - Confirmar se foi realizado o reflexo vermelho no berçário.
   - Avaliar o freio lingual, presença ou não de anquiloglossia (língua em forma de coração); se presente, pode prejudicar a amamentação.
   - Examinar e orientar sobre a higiene do coto umbilical.
   - Avaliar genitália; nos meninos, verificar a presença de testículos na bolsa escrotal e orientar que não se deve fazer "massagem" na pele balanoprepucial; nas meninas, avaliar a presença de sinéquia labial e orientar a higiene anteroposterior para evitar infecções geniturinárias.
   - Manobras de Ortolani e Barlow para avaliar displasia do quadril.

4. **Verificar imunização:**
   - *https://sbim.org.br/calendarios-de-vacinacao*

5. **Verificar se colheu o exame de triagem neonatal:**
   - Orientar a trazê-lo na próxima consulta.

6. **Prescrição:**
   - Reforçar a importância do aleitamento materno exclusivo.
   - Prescrever vitamina D na dose de 400 UI ao dia.
   - Banho de sol de 10 a 15 minutos por dia.
   - Orientar sobre as cólicas do lactente a partir da terceira semana de vida.
   - Explicar que as fezes do recém-nascido oscilam em cor, consistência e frequência.
   - Pontuar sobre os principais motivos de choro nas primeiras semanas de vida: fome, frio, calor e lembranças da vida intrauterina, como balanço do andar, calor e odor materno (cuidado com o excesso de colo).
   - Segurança no trânsito: recomendar cadeirinhas tipo "ovo", fabricadas de modo que o bebê não escorregue para baixo e para que o arnês não lhe roce as orelhas. Não dormir de bruços (risco de morte súbita no lactente).
   - Cuidados no banho do recém-nascido: no começo, é bom contar com um auxiliar na hora do banho.
   - Orientar sobre os sinais de alerta para procurar o profissional de saúde:
     - O bebê não consegue acordar direito, chora fraco ou está muito sonolento, especialmente se estiver diferente em relação aos outros dias.
     - Dificuldade para respirar: o bebê está cansado, especialmente durante as mamadas e/ou gemente.
     - Presença de palidez ou alterações da cor das mãos e dos pés.
     - Recusa várias mamadas seguidas ou aceita muito pouco.
     - Vômitos em grande quantidade, especialmente se forem acompanhados de febre ou diarreia.
     - Aumento do número de evacuações ou fezes muito líquidas ou com sangue, especialmente se acompanhadas por vômito, recusa alimentar e/ou febre.
     - Abdome distendido (barriga estufada).
     - Sem urinar (fralda seca) nas últimas 12 horas.
     - Urina de cor escura e/ou cheiro forte.
     - Piora da icterícia (cor amarelada da pele), atingindo a região abaixo do umbigo ou os braços e as pernas.

- Vermelhidão ou secreção com mau cheiro no umbigo.
- Temperatura corporal menor que 35,5°C ou maior que 37,8°C;
- Tremores em todo o corpo, convulsão (ataque) ou parece "desmaiado".

7. **Finalizando a consulta:**
   - Deixar um contato para dúvidas e outro para urgências.
   - Recomendar sites oficiais para informações gerais:
     - SBP: *www.pediatriaparafamilias.com.br*
     - SPSP: *www.pediatraorienta.org.br*
   - Agendar o próximo atendimento para o primeiro mês de vida, ou antes, caso tenha se detectado algum problema nessa primeira consulta.

Referências

1. Fernandes TF. Os primeiros mil dias. In: Pediatria ambulatorial: da teoria à prática. São Paulo: Atheneu; 2016. p. 37-47.
2. Murahovschi J. Consulta pediátrica no primeiro ano de vida. In: Temas de pediatria Nestlé nutrition [cited 2017 Nov]. Available from: https://www.nestlenutrition-institute.org/country/br/publicacoes.
3. American Academy of Pediatrics. Infancy visits. In: Bright futures. 4. ed. Elk Grove Village: AAP; 2017. p. 303-563.

Capítulo 10

Orientações passo a passo para os atendimentos ambulatoriais de pediatria do 1º ao 24º mês de vida

Tadeu Fernando Fernandes
Regis Ricardo Assad

Consultas do 1º ao 6º mês (Quadros 10.1 e 10.2)[1-6]

Quadro 10.1. Consultas do 1º e do 2º mês de vida	
Consulta	1º mês
Contexto geral	• Amamentação: verificar as principais dúvidas. • Eliminações: bom volume urinário é sinal de boa ingesta; avaliar hábito intestinal. • Relacionamento: binômio mãe-filho, avaliar o nível de estresse, cuidado com a depressão pós-parto. • Dúvidas gerais: Deve-se ser proativo em comentar sobre a imaturidade do sistema digestório e os transtornos gastrointestinais leves e frequentes nessa idade (vide Capítulo 18).
Avaliação nutricional	• Leite materno (LM) exclusivo em livre demanda ou fórmula infantil de partida ± 3/3 horas; de "livre aceitação" – sem forçar (vide "fórmulas infantis" no Capítulo 17). Verificar alimentação materna: quantidade, qualidade e suplementação vitamínico-mineral. Estimular a doação do leite materno.
Exame físico	• Antropometria: peso, estatura, perímetro cefálico (PC), perímetro torácico (PT) e anotar na Carteira Nacional de Saúde. O bebê deve ter ganhado 20 a 30 g/dia, 4 a 5 cm no mês e 2 a 3 cm de PC. • Exame físico geral e específico: inspeção, palpação, ausculta, otoscopia, nasoscopia e oroscopia. • Avaliar região do coto umbilical: granuloma, hérnia? • Genitália: testículos tópicos? hidrocele? sinéquia labial?

(continua)

Quadro 10.1 Consultas do 1º e do 2º mês de vida *(continuação)*	
Desenvolvimento	• Linguagem social: olha para mãe e segue com os olhos, leva as mãos à boca, se acalma com sons emitidos pela mãe. • Linguagem verbal: emite sons vogais curtos, fica alerta quando escuta um som inesperado, tem diferentes tipos de choro que a mãe começa a identificar. • Motor grosso: move as mãos e os pés ao mesmo tempo. • Motor fino: abre os dedos ligeiramente quando em repouso.
Imunização	• BCG: cicatriz vacinal?
Outros	• Verificar o exame de triagem neonatal.
Prescrição	• Aleitamento materno exclusivo: não deixe dúvidas. • Vitamina D: 400 UI/dia + banho de sol. • Higiene nasal com soro fisiológico: jato suave e 360°. • Massagem ocular com água mineral, se secreção ocular.
Consulta	**2º mês**
Contexto geral	• Nessa idade, já deve existir interatividade entre pais e filhos, por meio de olhares, sons, sorrisos e reações.
Avaliação nutricional	• Verificar aleitamento materno: exclusivo e livre demanda? Intervalo entre as mamadas? Tempo de cada mamada? • Explicar que os ciclos de sono e vigília serão maiores e as mamadas noturnas serão menos frequentes. • Indagar sobre a alimentação materna e se está suplementando nutrientes.
Exame físico	• Antropometria: peso, estatura, PC e PT e anotar na Carteira Nacional de Saúde. Média de aumento de 25 g/dia no mês, 3 cm de estatura e 1 cm de PC. • Exame físico geral e específico: inspeção, palpação, ausculta, otoscopia, nasoscopia e oroscopia. Olhos: estrabismo leve, fugaz é normal; se for fixo, solicitar avaliação do oftalmologista.
Desenvolvimento	• Linguagem social: sorriso responsivo, emite sons e demonstra alegria ou irritação. • Linguagem verbal: emite sons com uma consoante e uma vogal ("gaaa"), balbucia. • Motor grosso: levanta a cabeça e o peito em posição prona. • Motor fino: abre e fecha as mãos, e por períodos breves deixa as mãos juntas.
Imunização	• Hepatite B (2ª dose), tetrabacteriana + Salk, pneumocócica conjugada (10 valente na rede pública ou 13 valente na rede privada), rotavírus mono (rede pública) pentavalente (rede privada).
Outros	• Avaliar sopro cardíaco, manchas de nascimento, simetrias e posturas em movimento e em repouso.
Prescrição	• Aleitamento materno: exclusivo ou fórmula de partida. • Vitamina D: 400 UI/dia + banho de sol. • Higiene nasal com soro fisiológico: jato suave e 360° • Massagem ocular com água mineral, se secreção ocular • Doar leite materno é humanitário; ensinar a técnica para quando a mãe voltar ao trabalho manter o leite materno. • Transtornos gastrointestinais leves são frequentes nessa idade (*vide* Capítulo 18); seja proativo(a) para evitar automedicação.

Fonte: elaborado pelos autores.

Quadro 10.2. Consultas do 3º ao 6º mês de vida	
Consulta	*3º e 4º mês*
Contexto geral	• Nessa idade, o bebê deixa de ser passivo, interage, é ativo com os pais. • Mão na boca não é sinal de dentes, é a fase oral. • Ocorre melhora das cólicas, e o hábito intestinal tende a apresentar um padrão diário. • Conter a ansiedade para introduzir sucos, chás e água.
Avaliação nutricional	• Leite materno (LM): exclusivo em livre demanda ou fórmula infantil de partida ± 4/4 horas; de "livre aceitação" – sem forçar (*vide* "fórmulas infantis" no Capítulo 17). Começa a preocupação da mãe com a volta ao trabalho, e é hora de valorizar o processo de armazenamento do leite materno que ela aprendeu nos meses anteriores para doação do leite. Explique que, em breve, a doação será para o próprio bebê. • Conter a ansiedade para oferecer sucos, frutas e papas. • **Atenção, novidade:** segundo a nova recomendação do Departamento de Nutrologia da SBP (2018) inicia-se com 3 meses a suplementação de ferro na dose de 1 mg/kg/dia para os nascidos a termo
Exame físico	• Antropometria: peso, estatura, PC e PT e anotar na Carteira Nacional de Saúde. Nessa época, deixam-se de fazer contas de gramas/dia e utilizam-se as curvas. • Exame físico geral e específico: inspeção, palpação, ausculta, otoscopia, nasoscopia e oroscopia. É importante, nessa idade, avaliar a reação da criança ao examinador, pois passividade não é bom sinal. É hora de olhos nos olhos.
Desenvolvimento	• Linguagem social: reativo a estímulos, sorri emitindo sons. • Linguagem verbal: volta-se para vozes, balbucia sons longos. • Motor grosso: é idade de mãos na boca e começar a rolar. • Motor fino: abre e fecha as mãos, faz preensão de um objeto e leva à boca.
Imunização	• 3º mês: meningocócica C (rede pública) ou meningocócica B+ACWY (rede privada). • 4º mês: tetrabacteriana + Salk, pneumocócica conjugada (10 valente – rede pública – ou 13 valente – rede privada), rotavírus mono (rede pública) pentavalente (rede privada).
Outros	• A consulta caracteriza-se por avaliar marcos do desenvolvimento, época de grandes avanços
Prescrição	• Aleitamento materno: exclusivo ou fórmula de partida. • Vitamina D: 400 UI/dia + banho de sol + ferro. • Higiene nasal com soro fisiológico: jato suave e 360°.
Consulta	*5º e 6º mês*
Contexto geral	• Nesse bimestre, precisamos inquirir cuidadosamente sobre desenvolvimento neuropsicomotor. • Entender como será a dinâmica familiar, caso a mãe vá trabalhar. Sentir quem será o cuidador efetivo, porque agora entraremos em um período importante de transição alimentar.
Avaliação nutricional	• Leite materno (LM) exclusivo em livre demanda ou fórmula infantil de partida. • Explicar que o suco de frutas é água com frutose (açúcar), fator de risco para obesidade. • Iniciar com as frutas e a papa principal (ver dicas no Quadro 10.3).

(continua)

Quadro 10.2. Consultas do 3º ao 6º mês de vida *(continuação)*	
Exame físico	• Antropometria: peso, estatura, PC e PT e anotar na Carteira Nacional de Saúde. • Exame físico geral e específico: inspeção, palpação, ausculta, otoscopia, nasoscopia e oroscopia. • Alerta: muito molinho, pernas rígidas, não controla cabeça, não dá risada, não reage aos sons durante o exame.
Desenvolvimento	• Linguagem social: dá tapinhas para chamar atenção, olha quando chamado pelo nome. • Linguagem verbal: balbucia "ga", "ma", "ba", "pa". • Motor grosso: rola por completo, senta-se com apoio e brevemente sem apoio. • Motor fino: pega objetos e passa de uma mão para a outra, raspa objetos com 4 dedos, bate um objeto sobre a mesa e sorri com o som emitido.
Imunização	• Meningocócica C (rede pública) ou meningocócica B + ACWY (rede privada) no 5º mês e hexavalente com pneumo 10 (rede pública) ou 13 (rede privada) e rotavírus penta (rede privada)
Outros	• Segurança: quedas da cama, do sofá e do colo são frequentes nessa idade; avisar e prevenir.
Prescrição	• Aleitamento materno ou fórmula de partida. • Vitamina D: 400 UI/dia + banho de sol. • Ferro elementar preventivo: 1 mg/kg/dia • Alimentação complementar almoço (*vide* Quadro 10.3).

Fonte: elaborado pelos autores.

Alimentação complementar[1-6]

Trata-se do conjunto de alimentos que são oferecidos ao lactente a partir do sexto mês de vida, em complemento ao aleitamento materno ou às fórmulas infantis. O esquema de introdução dos alimentos complementares é mostrado no Quadro 10.3.

Quadro 10.3. Introdução de novos alimentos segundo faixa etária, até o 1º ano de vida	
Faixa etária	**Tipo de alimento**
1º ao 6º mês	Leite materno exclusivo
6º ao 24º mês	Leite materno complementado
No 6º mês	Frutas (amassada ou raspadas) Primeira papa (almoço)* sem sal, com ovo inteiro cozido e peixe
7º ao 8º mês	Segunda papa (jantar)
9º ao 11º mês	Gradativamente, passar para refeição da família com ajuste da consistência
No 12º mês	Comida da família (observar adequação)

* Não há restrições quanto à introdução concomitante de alimentos diferentes, mas a refeição deve conter pelo menos um alimento de cada um dos seguintes grupos:
- Cereais (sementes ou grãos comestíveis das gramíneas, como: trigo, arroz e milho, além de aveia, cevada e centeio) ou tubérculos (caules curtos e grossos, ricos em carboidratos: batata, mandioca, cará e inhame).
- Leguminosas (feijão, soja, ervilha, lentilha, grão-de-bico). Deixar de molho 24 horas, para perder os fitatos.
- Carne (vaca, ave, suína, peixe ou vísceras, exceto fígado) ou ovo; lembrar que as vísceras deverão sofrer cozimento atento e demorado.
- Hortaliças (verduras e legumes). Legumes são vegetais cuja parte comestível não são folhas, por exemplo, cenoura, beterraba, abóbora, chuchu, vagem, berinjela e pimentão. Verduras são vegetais cuja parte comestível são as folhas.

Fonte: elaborado pelos autores.

A introdução de certos alimentos potencialmente alergênicos, como ovo e peixe, pode ser realizada a partir do sexto mês de vida, mesmo em crianças com história familiar de atopia, é o período de "janela de tolerância imunológica", fase em que vários estudos avaliaram os benefícios dessa introdução aos 6 meses, não tardia, e observaram menor risco de desenvolvimento futuro de desfechos alérgicos.

Consultas do 7º ao 12º mês (Quadros 10.4 e 10.5)

\multicolumn{2}{c}{Quadro 10.4. Consultas do 7º ao 9º mês de vida}	
Consulta	7º ao 9º mês
Contexto geral	• Ganhou mobilidade (engatinha, troca passos com apoio). • Tem opinião própria para comer e dormir e já contesta ordens. • Já entende o "não". • Estranha pessoas de fora do ambiente diário.
Nutrição	• Leite materno ou fórmula de seguimento + alimentação complementar. • Respeito ao tempo de adaptação aos novos alimentos, bem como às preferências e às novas quantidades de comida, modificará a ação desses alimentos em mecanismos reguladores do apetite e da saciedade. Assim, deve-se respeitar a autorregulação do lactente, não interferindo em sua decisão de não querer mais o alimento.
Exame físico	• Antropometria: peso, estatura, PC e PT e anotar na Carteira Nacional de Saúde. • Exame físico geral e específico: inspeção, palpação, ausculta, otoscopia, nasoscopia e oroscopia.
Desenvolvimento	• Linguagem social: tem gestos básicos (dá tchau, segura os braços). Adora jogar objetos para o cuidador pegar e repete o ato. • Linguagem verbal: diz "mama" ou "papa" não específicos. Olha ao redor, escuta "mamãe", "papai", "relógio cuco" etc. Copia sons. • Motor grosso: senta sem apoio, puxa para ficar, senta, engatinha e ameaça passos com apoio do sofá. • Motor fino: pega alimentos para comer com três dedos, joga objetos intencionalmente, balança objetos (chacoalho).
Imunização	• 7º mês: meningocócica B (rede privada). • 9º mês: febre amarela (rede pública).
Outros	• Orientar quanto aos riscos do andador e prevenção de acidentes doméstico. É época das descobertas.
Prescrição	• Aleitamento materno ou fórmula de partida. • Vitamina D: 400 UI/dia + banho de sol. • Ferro elementar preventivo: 1 mg/kg/dia. • Alimentação complementar: almoço e jantar, deixar o bebê manusear os talheres e utilizar a pega do alimento com a mão. • Não alimentar utilizando TV ou mídia eletrônica. • Deixar antitérmico prescrito se febre e orientar sobre a idade das viroses e, assim, evitar a "pronto-socorromania".

Fonte: elaborado pelos autores.

Quadro 10.5 Consulta do 1º ano de vida	
Consulta	1 ano de idade
Contexto geral	• Hora de estabelecer rotinas: regras, limites e horários para alimentação, sono noturno e soneca; evitar a cama compartilhada e horários dos pais para dormir. • Verificar higiene oral e orientar (recomende pasta com flúor na medida de um grão de arroz) e interconsulta com odontopediatra.
Nutrição	• Leite materno ou composto lácteo (vide Capítulo 4). • Estimular uso do copo e reduzir mamadeira. • Acrescentar às três refeições mais dois lanches ao dia, com fruta ou leite. • Oferecer frutas como sobremesa é importante após as refeições principais, com a finalidade de melhorar a absorção do ferro não heme presente em alimentos como feijão e folhas verde-escuras. • Devem-se evitar alimentos industrializados pré-prontos, refrigerantes, café, chás e embutidos, entre outros.
Exame físico	• Antropometria: peso, estatura, PC e IMC e anotar na Carteira Nacional de Saúde. • Exame físico geral e específico: inspeção, palpação, ausculta, otoscopia, nasoscopia e oroscopia. Mostrar que é normal pés aparentemente chatos. Na marcha, estão levemente afastados e virados para fora; membros inferiores em arco com joelhos afastados.
Desenvolvimento	• Linguagem social: procuram objetos escondidos, imitam novos gestos. • Linguagem verbal: diz "mama" ou "papa" de modo específico; aponta objetos e "fala" com as mãos. • Motor grosso: começa os primeiros passos (andar), fica em pé sem apoio. • Motor fino: coloca e tira objetos de caixas, pega objetos com dois dedos (pinça aberta).
Imunização	• Meningocócica B + ACWY (rede privada), pneumocócica, hepatite A, varicela e tríplice viral (tetraviral na rede privada).
Outros	• Segurança no trânsito: cadeirinha de 1 a 4 anos com a poltrona virada para a frente do carro. • Realizar triagem de deficiência de ferro e solicitar hemograma e ferritina (estoques de ferro).
Prescrição	• Vitamina D: 600 UI/dia + banho de sol. • Ferro elementar preventivo: 1 mg/kg/dia.

Fonte: elaborado pelos autores.

Consultas do 12º ao 24º mês

Após o primeiro ano de vida, recomendam-se, basicamente, três consultas: aos 15, aos 18 e aos 24 meses.[2-6]

Aos 15 meses, há o reforço da vacina adsorvida difteria, tétano, pertussis (acelular), hepatite B (recombinante), poliomielite 1, 2 e 3 (inativada) e *Haemophilus influenzae* B (conjugada).[4]

Aos 18 meses, a SBP e a SBIM recomendam o reforço (segunda dose) de hepatite A tríplice viral (sarampo, caxumba e rubéola) e varicela (pode ser a tetraviral).[4]

A queixa sobre recusa alimentar é muito frequente no segundo ano de vida, quando a velocidade de crescimento diminui bastante em relação ao primeiro ano e, consequentemente, diminuem também as necessidades nutricionais e o apetite.[5,6]

Nessa idade, a criança encontra-se, naturalmente, no processo de neofobia, em que as novidades são inicialmente rejeitadas – trata-se da fase da seletividade. As crianças devem ser estimuladas a comer vários alimentos, com diferentes gostos, cores, consistências, temperaturas e texturas, explorando-se sua curiosidade e sua fantasia. Para isso, a paciência, a criatividade e a persistência são as principais ferramentas: nunca forçar, ameaçar ou associar eventos negativos ao ato de comer.[5,6]

Também não se deve premiar com ofertas extras ao alimento que está sendo oferecido; assim, consegue-se a confiança da criança naquilo que ela come, sem reforçar a neofobia.[5,6]

A dependência de um único alimento, como o leite, ou o consumo de grandes volumes de outros líquidos, como os sucos, pode provocar um desequilíbrio nutricional. Os sucos devem ser administrados no copo, apenas depois, e não durante as refeições, em dose máxima de 100 mL por dia. A quantidade de sal nos alimentos, bem como o sal de adição, deve ser constantemente desestimulada, inclusive para os pais.[5,6]

Quanto ao desenvolvimento de 1 a 2 anos de idade, a criança sente-se desafiada a se fazer entender pela fala e se esforça para aumentar o repertório de palavras a cada dia. Com o interesse do bebê mais aguçado do que nunca por palavras, expressões e sons diferentes, é hora de proporcionar jogos e brincadeiras que permitam ao pequeno tagarela ampliar o vocabulário e melhorar a pronúncia e a dicção.[2,3]

Aos 18 meses, a criança está apta a se comunicar formando frases curtas, de duas ou três palavras. Ao mesmo tempo que algumas atitudes da família estimulam a linguagem, outras atrasam os avanços da criança. Embora a aquisição da fala seja um processo que se estende até o terceiro ano de vida, desde agora convém evitar atitudes como imitar o jeito infantilizado do bebê; se ele pede "tete", deve-se responder "quer tomar leite?".[2,3]

Ele está na época das descobertas, andando e buscando novos horizontes, arriscando-se e, assim, aumentando o risco de acidentes domésticos. Com tanta energia para gastar e tantas descobertas pela frente, a criança não quer parar sua atividade para comer e/ou dormir. É importante determinar uma rotina, o que, por si só, já é o primeiro contato da criança com as regras da casa, entretanto, a maneira como as regras são impostas varia conforme a maturidade da criança.[2,3]

Até os 2 anos, a criança começa a perceber o mundo e as pessoas ao seu redor, mas ainda não sabe dividir – trata-se da tradicional fase do "é meu!". É nesse período que o "não", principalmente relacionado à segurança, passa a fazer parte mais ativamente da vida da criança.[2,3]

Mais que um suporte fundamental em orientações técnicas sobre amamentação, vacinação e alimentação, e soluções de eventuais problemas de saúde, o papel do pediatra é crucial também como um aparato emocional aos pais do recém-nascido à adolescência, colaborando para a harmonia familiar e, assim, proporcionando um desenvolvimento infantil saudável, principalmente nessa fase crucial do desenvolvimento neuropsicomotor.[2,3]

Vale lembrar que, a partir do primeiro ano de vida, desenvolve-se o córtex pré-frontal, responsável pelas tarefas cognitivas mais sofisticadas e complexas da mente humana; é a "casa" da personalidade, participa na tomada de decisões e na adoção de estratégias e do controle do comportamento emocional.

É na puericultura, passo a passo nos dois primeiros anos de vida, que se abrem janelas de oportunidade para a formação de crianças saudáveis, sensíveis e emocionalmente equilibradas.

Referências

1. Murahovschi J. Consulta pediátrica no primeiro ano de vida. In: Temas de pediatria Nestlé nutrition [cited 2017 Nov]. Available from: https://www.nestlenutrition-institute.org/country/br/publicacoes.
2. American Academy of Pediatrics. Infancy visits. In: Bright futures. 4. ed. Elk Grove Village: AAP; 2017. p. 303-563.
3. Brasil – Ministério da Saúde. Secretaria de Atenção à Saúde. Departamento de Atenção Básica. Saúde da criança: nutrição infantil: aleitamento materno e alimentação complementar. Brasília: Ministério da Saúde; 2009. (Série A. Normas e Manuais Técnicos) (Cadernos de Atenção Básica). Available from: http://bvsms.saude.gov.br/bvs/publicacoes/saude_crianca_aleitamento_materno_cab23.pdf.
4. SBIM [homepage on the Internet]. Calendário de Vacinação 2017 [cited 2018 May 12]. Available from: https://sbim.org.br/calendarios-de-vacinacao.
5. Sociedade Brasileira de Pediatria. Manual de orientação para a alimentação do lactente, do pré-escolar, do escolar, do adolescente e na escola/Sociedade Brasileira de Pediatria. Departamento de Nutrologia. 3. ed. Rio de Janeiro: SBP; 2012.
6. Weffort VR. Alimentação do lactente. In: Weffort VR, Lamounier JÁ, editors. Nutrição em Pediatria. 2. ed. Barueri: Manole; 2017. p. 49-63.

Seção 3

A consulta do pré-escolar e do escolar

Coordenadora

Adriana Monteiro de Barros Pires

Capítulo 11

O calendário de consultas do pré-escolar: dúvidas e queixas mais comuns

Adriana Monteiro de Barros Pires
Cristina Helena Lima Delambert Bizzotto

Nas consultas previstas no calendário para o pré-escolar e o escolar, como mostrado no Quadro 11.1, o pediatra deve estar habilitado a avaliar e monitorar adequadamente esse período de crescimento e desenvolvimento.

Quadro 11.1. Calendário de consultas de rotina em pediatria (puericultura)

Lactente 0-2 anos	Pré-escolar 2-4 anos	Escolar 5-10 anos	Adolescente 11-19 anos
• 1ª semana	• 24 meses	• 5 anos	• 11 anos
• 1 mês	• 30 meses	• 6 anos	• 12 anos
• 2 meses	• 36 meses	• 7 anos	• 13 anos
• 3 meses	• 42 meses	• 8 anos	• 14 anos
• 4 meses	• 48 meses	• 9 anos	• 15 anos
• 5 meses		• 10 anos	• 16 anos
• 6 meses			• 17 anos
• 9 meses			• 18 anos
• 12 meses			• 19 anos
• 15 meses			
• 18 meses			

Fonte: AMB – CBHPM, 2014.[5]

A Tabela 11.1 apresenta os dados relevantes sobre crescimento, desenvolvimento, comportamento, vacinação, alimentação, prevenção de acidentes e doenças mais comuns, que devem ser monitoradas em toda consulta de puericultura, segundo a faixa etária da criança.

Tabela 11.1. Pontos para a monitoração na consulta de puericultura, conforme faixa etária

	24-30 meses	36-42 meses	48 meses
Crescimento[1,4]	2 kg/ano 5 a 7 cm/ano Avaliar IMC = peso/estatura^2 – diagnóstico nutricional; Avaliar curva de crescimento	2 kg/ano 5 a 7 cm/ano Avaliar IMC = peso/estatura^2 – diagnóstico nutricional; Avaliar curva de crescimento	2 kg/ano 5 a 7 cm/ano Avaliar IMC = peso/estatura^2 – diagnóstico nutricional; Avaliar curva de crescimento
Desenvolvimento[1,3]	Corre, sobe e desce escadas (1 degrau por vez, segurando no corrimão), abre porta; usa bem copo e colher; chuta bola; responde aos comandos verbais de 2 partes; gosta de imitar os adultos; tem vocabulário de 20 palavras; frases compostas de 3 palavras Sinais para programar desfralde – ficar com a fralda seca por um período de 2 horas, avisar que urinou/defecou	Abre portas; alterna os pés para subir escadas; pedala triciclo; copia círculo; sabe o nome e o sexo; começa a reconhecer cores; calça sozinha os sapatos; capaz de atender a ordens emitidas sem gestos ("sobre", "embaixo de", "atrás de"); linguagem inteligível	Segura e usa lápis; desenha uma pessoa com 2 ou 3 partes; lava e seca as mãos; canta; sabe 3 ou 4 cores; pula em 1 pé só; sabe recortar e colar; copia uma cruz; escova os dentes; conta até 5; brinca de faz de conta; veste-se e despe-se com ajuda
Comportamento[1]	Birra, agressividade, alimentação (seletividade), treinamento esfincteriano Certa gagueira é normal – não interferir, dar tempo para a criança se expressar Precisa de 10 a 12 horas de sono por noite	Dócil, social; aceita limites e já é capaz de estabelecer um compromisso; entretém-se com jogos imitativos e imaginativos; primeiras perguntas sobre a origem das pessoas; ainda alguns períodos de gagueira Precisa de 10 a 12 horas de sono por noite	Afirmativa e expansiva (grande atividade física e vivacidade mental): faladora, perguntadora, independente, sociável, interesse pelo ambiente maior do que pelo alimento; controla evacuação e micção Precisa de 10 a 12 horas de sono por noite
Vacinação[1]	Conferir calendário Dose de *influenza* anual	Conferir calendário Dose de *influenza* anual	Segundo reforço das vacinas tríplice bacteriana e pólio Considerar reforço da varicela Dose de *influenza* anual

(continua)

Tabela 11.1. Pontos para a monitoração na consulta de puericultura, conforme faixa etária
(continuação)

Acidentes[1]	Cuidado com a cozinha; cuidado com a piscina domiciliar; colocar grades nas janelas e portões nas escadas; colocar decalques coloridos nas portas grandes de vidro; se a criança pula do berço, trocar o berço pela cama No carro: banco traseiro em assentos apropriados; bicicletas só em lugares seguros	A criança deve ser constantemente vigiada quando na rua Conserve facas, remédios e armas de fogo longe das crianças; advirta a criança a não mexer em cães desconhecidos, especialmente quando ele está comendo; cuidado com piscina e mar (saber nadar não é garantia contra afogamento nessa idade); mantenha grades nas janelas e portões nas escadas No carro: banco traseiro em assentos apropriados Advirta a criança para não acompanhar estranhos e não se deixar ser tocada por eles	Aula de natação Supervisão contínua (quando estiver na água ou próximo dela, na rua, pedalando bicicleta); ensinar a não mexer em animais estranhos e nunca provocar um animal; no carro: banco traseiro em assentos apropriados; brinquedos seguros; remédios fora do alcance Adultos estranhos – advirta a criança a não ter segredos com outros adultos, não deixar ver as partes íntimas, não pegar nas partes íntimas de outras pessoas
Alimentação[1]	A mesma da família, desde que seja equilibrada e completa; 2 ou 3 porções de leite, 2 refeições principais, 2 porções de frutas; estimular a comer sozinha Guloseimas só de sobremesa e em ocasiões restritas; desligar a televisão durante as refeições	Dieta balanceada, incluindo frutas, verduras e legumes; comer sozinha; evitar doces, chicletes, refrigerantes, guloseimas Desligar a televisão durante as refeições	Oferecer alimentos em pequenas quantidades e só dar mais se a criança quiser Alertar que nessa fase a anorexia pode ser intensa Evitar doces, chicletes, refrigerantes, guloseimas Desligar a televisão durante as refeições
Doenças[1]	Aumento da frequência de infecções virais de vias aéreas e gastroenterites ao entrar na escola	Aumento da frequência de infecções virais de vias aéreas e gastroenterites ao entrar na escola Amigdalites agudas, especialmente com exsudato, podem ser estreptocócicas, mas a maioria são virais; gengivoestomatite viral; sinovite transitória (claudicação de instalação súbita em criança saudável); terror noturno (tranquilizar os pais e não tentar acordar a criança)	Infecção de vias aéreas, asma e estomatite; dor noturna nas pernas (dor de crescimento) Em caso de distúrbio da fala, encaminhar para fonoaudiólogo

Fonte: elaborada pelos autores.

Solicitação de exames[2]

A solicitação de exames complementares para crianças assintomáticas deve ser criteriosa, avaliando-se individualmente a indicação e considerando os fatores de risco para o desenvolvimento de doença. Para crianças maiores que 24 meses:

- **Hemograma:** sugere-se pesquisa anual nos pacientes com fatores de risco até os 5 anos de idade. Fatores de risco para anemia:
    - dieta pobre em ferro: vegetarianos, excesso de laticínios (mais de dois copos de leite por dia ou equivalente) e baixa ingesta de frutas e verduras;
    - infecções frequentes, hemorragias frequentes ou profusas (epistaxes, sangramentos digestivos), cardiopatias congênitas cianóticas, uso prolongado de anti-inflamatórios e/ou corticoides por via oral, fatores ambientais (pobreza, acesso limitado a alimentos).

- **Urina I:** convém destacar que não se recomenda exame comum de urina para crianças assintomáticas. No entanto, o pediatra deve estar atento a manifestações inespecíficas em crianças pequenas, tais como febre, irritabilidade, vômitos, diarreia e desaceleração do crescimento ponderoestatural, que podem estar relacionadas com infecção urinária.

- **Parasitológico de fezes:** não existem recomendações a respeito da frequência ideal. O exame parasitológico de fezes deve ser realizado em crianças que vivem em áreas de maior prevalência de parasitoses intestinais ou que apresentem sintomas relacionados (dor abdominal, náuseas, alteração no ritmo e frequência das evacuações, eliminação de vermes pelas fezes ou por vômitos, coceira na região do ânus ou da vagina, principalmente à noite, entre outros). Devem ser estimuladas medidas preventivas contra verminoses (como uso de calçados, lavagem e cozimento adequado dos alimentos, lavagem das mãos antes das refeições, manutenção de unhas curtas e limpas, boa higiene pessoal e proteção dos alimentos contra poeira e insetos).

- **Perfil lipídico:** o rastreamento do perfil lipídico (colesterol, HDL, LDL, triglicérides) deve ser realizado a partir dos 2 anos de idade, a cada três a cinco anos para crianças cujos pais ou avós apresentaram doença cardiovascular precoce (antes de 55 anos para homens e 65 anos para mulheres) ou cujos pais tenham níveis de colesterol total acima de 240 mg/dL. Avaliar os resultados de acordo com as referências pediátricas.

Avaliação visual

É importante observar que a criança pequena não se queixa de dificuldades visuais. Por isso, a partir dos 3 anos, está indicada a triagem da acuidade visual, utilizando-se tabelas de letras ou figuras durante as consultas. Devem ser encaminhadas ao oftalmologista crianças de 3 a 5 anos que tenham acuidade inferior a 20/40 ou diferença de duas linhas entre os olhos e crianças de 6 anos ou mais que tenham acuidade inferior a 20/30 ou diferença de duas linhas entre os olhos.

Aferição de pressão arterial

Há consenso na literatura de que a pressão arterial deve ser aferida a partir dos 3 anos de idade nas consultas de rotina. Avaliar os valores considerando estatura e idade do paciente.

Referências

1. Murahovschi J. Manual da nova consulta pediátrica. Clínica Murahovschi SS Ltda.; 2016 [cited 2018 May 12]. Available from: https://itunes.apple.com/br/app/manual-da-nova-consulta-pediátrica/id628003915?mt=8.
2. Brasil – Ministério da Saúde. Secretaria de Atenção à Saúde. Departamento de Atenção Básica. Saúde da criança: crescimento e desenvolvimento [cited 2018 May 12]. Brasília: Ministério da Saúde; 2012. Available from: http://bvsms.saude.gov.br/bvs/publicacoes/saude_crianca_crescimento_desenvolvimento.pdf.
3. American Academy of Pediatrics [homepage on the Internet]. Recommendations for Preventive Pediatric Health Care, Bright Futures. 2017 [cited 2018 May 12]. Available from: https://www.aap.org/en-us/professional-resources/practice-transformation/managing-patients/Pages/Periodicity-Schedule.aspx.
4. Strufaldi MW, Fonseca CR, Barros Filho AA. Avaliação do crescimento. In: Fernandes TF, editor. Pediatria ambulatorial – da teoria à prática. Sociedade de Pediatria de São Paulo – SPSP. São Paulo: Atheneu; 2016. p. 49-56.
5. Associação Médica Brasileira. Classificação Brasileira Hierarquizada de Procedimentos Médicos. Cardoso Filho, CA (org). São Paulo: AMB; 2014. p. 24.

Capítulo 12

O calendário de consultas do escolar: dúvidas e queixas mais comuns

Maria Wany Louzada Strufaldi
Glaura César Pedroso

A anamnese do escolar deve ser abrangente e a criança deve ser ouvida, seja em conjunto com os pais ou, quando necessário, em separado. Segue um roteiro com itens importantes para essa faixa etária:[1-3]

1. Nome, idade, gênero, procedência da família, escola que frequenta (especialmente se houver queixa escolar), viagem e migração recente, com quem reside e quem acompanha a vida escolar, escolaridade dos familiares, queixa atual e motivo da consulta.
2. História da moléstia atual e sintomas gerais.
3. Cabeça e pescoço: cefaleia, otalgia, sintomas nasais, respiração bucal.
4. Sistema cardiorrespiratório: taquicardia, dispneia, episódios de sibilância.
5. Sistema digestório: hábito intestinal, náuseas, vômitos, dores abdominais.
6. Sistema geniturinário: disúria, polaciúria, enurese noturna.
7. Aparelho locomotor: dores, alterações posturais.
8. Pele e anexos.
9. Comportamento habitual e alterações, segundo a percepção da família.
10. Acuidade visual: dificuldades para enxergar de longe outros sinais e sintomas visuais, avaliação oftalmológica pregressa e tratamento adotado.
11. Acuidade auditiva e compreensão da fala: Ouve bem? Localiza o som? Tem dificuldades para compreender a fala em ambientes ruidosos? Solicita repetição das ordens? Atende a solicitações dadas em sequência?
12. Fala: Fala bem? A fala é inteligível? Demorou para aprender a falar? Troca fonemas ao falar? Quais? Gagueja?
13. Leitura e escrita: Lê bem? Entende o que lê? Teve dificuldade para aprender a ler? Escreve bem? Comunica-se por meio da escrita? Teve dificuldade para aprender a escrever? Troca letras ao escrever? Quais?

14. Cinetose e distúrbios do equilíbrio: tem náuseas e vômitos ao andar de ônibus, trem, automóvel? Tem tonturas? Anda de bicicleta?
15. Antecedentes pré, peri e neonatais: história obstétrica materna; intercorrências do pré-natal; movimentação fetal; peso ao nascer; condições de nascimento e intercorrências neonatais; exposição pré-natal a tabaco, álcool, medicamentos e drogas ilícitas; infecções congênitas; risco para deficiências ou atrasos no desenvolvimento.
16. Antecedentes mórbidos: otites de repetição, amigdalites, rinite, doenças crônicas, medicamentos em uso e demais terapias, internações prévias.
17. História alimentar e alimentação atual.
18. Situação vacinal: entre os 4 e os 6 anos de idade, o segundo reforço da DTP/DTPa e da VIP/VOP deve ser realizado. Crianças com 7 anos ou mais, nunca imunizadas ou com histórico vacinal desconhecido, devem receber três doses da vacina contendo o componente tetânico, sendo uma delas, preferencialmente, com a vacina tríplice acelular, com intervalo de dois meses entre elas (0, 2 e 4 meses – intervalo mínimo de quatro semanas). A partir dos 9 anos, para meninas e meninos, a vacina HPV (papilomavírus humano) deve ser aplicada. No Brasil, estão disponíveis dois tipos: as VLPs (*virus-like particle*) dos tipos 16 e 18, ministradas em três doses, com a segunda dose após um mês e a terceira dose seis meses após a primeira; e a vacina com as VLPs dos tipos 6, 11, 16 e 18, com a segunda dose após dois meses e a terceira dose seis meses após a primeira.[4]
19. Principais marcos do desenvolvimento e habilidades atuais, rotina da criança, horários e padrões de estudo, alimentação, lazer, sono, trabalho, tarefas domésticas, atividades extracurriculares, habilidades e interesses, jogos, brincadeiras, tempo de tela (ver o Capítulo 13 sobre as mídias).
20. Sociabilidade em casa e na escola, com crianças e adultos, diálogo familiar, expectativas dos pais, condutas depreciativas dos pais e colegas.
21. Antecedentes familiares: consanguinidade, antecedentes maternos, paternos, irmãos, história familiar de alterações visuais, auditivas, dificuldades escolares.
22. Situação socioeconômica e ambiental: tipo de habitação e características; local para estudos; animais de estimação; presença ou risco para violência em casa, na vizinhança e na escola.
23. Escolarização: idade de entrada na escola; dificuldades, mudanças de comportamento com relação a escola, faltas, repetência; relação família-escola, trocas de escola e de professor, situações sugestivas de *bullying*.
24. Situações de estresse familiar: violência, dificuldades econômicas, doença grave, isolamento social, preocupações importantes para a família.
25. Sexualidade: avaliar se recebe ou necessita de algum tipo de orientação.
26. Viagens e migração recente.

No exame físico, há componentes importantes que devem ser observados:
1. Aferição da pressão arterial; medidas de peso, altura e cálculo do IMC para avaliação da condição nutricional de acordo com curvas da Organização Mundial de Saúde (OMS);[5] medida do perímetro cefálico, se houver desvios fenotípicos ou suspeita de alterações do desenvolvimento.
2. Segmento cefálico: fácies, dentes, palato, exame da orofaringe, otoscopia.
3. Tórax: ausculta cardíaca e pulmonar; abdome: massas ou visceromegalias.
4. Osteoarticular: postura, exame da coluna, hipermobilidade.
5. Exame neurológico.
6. Desenvolvimento puberal.
7. Pele: dermatoses, ectoparasitoses, traumas, sinais suspeitos de violência.

8. Observar o desenvolvimento: memória (com elementos do cotidiano), raciocínio matemático (faz contas, faz compras, acerta o troco?), orientação temporal e espacial, discriminação de cores, coordenação motora, equilíbrio, compreensão de informações visuais e auditivas, fala, leitura e ditados de palavras ou frases, desenhos e jogos, observação dos cadernos escolares.
9. Pode-se realizar triagem visual com testes, desde que corretamente aplicados, já que os erros refracionais são muito frequentes no escolar.

Após a avaliação inicial, realiza-se a síntese dos achados e eventuais problemas. Em condições normais e sem queixas, os retornos podem ser anuais. Se necessário, define-se, com a família, a programação de diagnóstico e seguimento, buscando a integralidade da atenção à saúde e a compreensão da criança em seu contexto. A orientação à família deve incluir prevenção da violência intrafamiliar associada a queixas escolares e outras. Atividades extracurriculares e de lazer, sem excessos, podem ser indicadas, pois propiciam autoconhecimento e desenvolvimento de habilidades para a vida.

Referências

1. Mascaretti LA, Pedroso GC. A consulta da criança em idade escolar. In: Silva LR, editor. Diagnóstico em pediatria. Rio de Janeiro: Guanabara Koogan; 2009. p. 218-24.
2. Ballester D, Carvalho FF, Pedroso GC, Souza MI, Assad RR, et al. Interface do pediatra com a escola. In: Fernandes TF, editor. Pediatria ambulatorial: da teoria à prática. São Paulo: Atheneu; 2016. p. 103-11.
3. Lahterman B, Pedroso G, Harada J. Pediatra e dificuldades escolares. In: Campos Júnior D, Burns DAR, Lopez FA, editors. Tratado de pediatria: Sociedade Brasileira de Pediatria. 3. ed. Barueri: Manole; 2014. p. 313-6.
4. Sociedade Brasileira de Pediatria [homepage on the Internet]. Departamento de Imunizações e Departamento de Infectologia. Calendário de Vacinação da SBP 2017 [cited 2017 Nov 21]. Available from: http://www.sbp.com.br/fileadmin/user_upload/Imunizacao_-_Calendario_Vacinacao_2017-nov17.pdf.
5. World Health Organization. WHO Child Growth Standards: Length/height-for-age, weight-forage, weight-for-length, weight-for-height and body mass index-for-age. Methods and development. Geneva: WHO; 2007 (WHO nonserial publication). Available from: http://http://www.who.int/childgrowth/standards/curvas_por_indicadores/en/.

Capítulo 13

O papel da mídia nas relações familiares

Ana Cristina Ribeiro Zöllner
Moises Chencinski

As ferramentas de mídias sociais são sistemas projetados para possibilitar a interação social a partir do compartilhamento e da criação colaborativa de informação nos mais diversos formatos, favorecendo a publicação de conteúdos por qualquer pessoa, baixando para praticamente zero o custo de produção e distribuição.

Elas abrangem diversas atividades, que integram tecnologia, interação social e construção de palavras, fotos, vídeos e áudios. Essa interação e a maneira como a informação é apresentada dependem das várias perspectivas da pessoa que compartilhou o conteúdo, visto que este é parte de sua história e entendimento de mundo.

Segundo dados do relatório *Digital In 2018*, um marco importante no mundo digital, com o novo relatório *Visão geral global em 2018*, da We Are Social e Hootsuite, o uso das mídias sociais cresce ano a ano, com quase quatro bilhões de usuários nas redes sociais (13% a mais do que em 2017). Apenas sete países representaram mais de metade desse crescimento: a China, que registrou 84,6 milhões de novos usuários de redes sociais nos últimos 12 meses, Índia (55 milhões), Indonésia (28 milhões), Estados Unidos (10 milhões, reduziu 5%) e Brasil (10 milhões, reduziu 9%).[1]

Além disso, mostra que a média de tempo gasto na internet no Brasil é de 9 horas e 14 minutos/dia (terceiro maior do mundo), de 4 horas e 21 minutos por dispositivo móvel (segundo maior do mundo), 3 horas e 39 minutos/dia nas mídias sociais (segundo no mundo) e de 130 milhões de usuários do Facebook (terceiro no mundo).[1]

Acompanhando as mudanças mundiais desencadeadas pelo uso da internet, o poder legislativo revisou inúmeras leis, pareceres e similares reforçando a necessidade de vigilância sobre abusos que ocorrem nesses meios entre a população em geral e as crianças e adolescentes. A Lei n. 12.965, de 23 de abril de 2014, conhecida como *Marco Civil da Internet*, em seu art. 29, explicita a necessidade de controle e vigilância parental e de educação digital como meios de proteção mediante as mudanças tecnológicas e os impactos provocados nas famílias e, especificamente, nas rotinas e vivências das crianças e dos adolescentes.[2]

Em 2015, foram entrevistadas mais de 3 mil famílias de 350 municípios das cinco regiões brasileiras, crianças e adolescentes na faixa etária de 9 a 17 anos. Os dados mostram que:[3]

- oito em cada dez crianças e adolescentes fazem uso da internet com frequência (representando 23,7 milhões de jovens no Brasil);
- 83% desse grupo utilizam *smartphones*, seguidos de computadores de mesa, *tablets*, computadores portáteis e consoles para videogames;
- uma em cada três crianças e adolescentes usuários de internet (37%) declarou ter visto discriminação na internet (8,8 milhões de jovens): preconceito de cor ou raça (23%), aparência física (13%) e relacionamento entre pessoas do mesmo sexo (10%);
- 20% das crianças e adolescentes foram tratados ofensivamente;
- 21% deixaram de dormir ou comer;
- 17% procuraram orientações sobre emagrecer;
- 10% queriam saber sobre automutilação;
- 8% fizeram contato sobre como usar ou experimentar drogas;
- 7% tiveram acesso a maneiras de cometer suicídio.

A Sociedade Brasileira de Pediatria (SBP), preocupada com esse movimento coletivo, lançou um manual de orientação intitulado *Saúde de crianças e adolescentes na era digital*, contendo inúmeras orientações aos pais, familiares e crianças.[4]

Entendemos que as mídias, como tudo na vida, têm de ser analisadas em todos os seus aspectos, cabendo à sociedade funcionar como fator regulador e impulsionador de seus conteúdos. Pais e familiares devem atuar fortemente trazendo suas dúvidas à tona e buscando, junto aos pediatras e demais profissionais da saúde, soluções com o objetivo de reduzir os impactos negativos na formação e no desenvolvimento das crianças e adolescentes.

Referências

1. Kemp S. Digital in 2018: Global overview [homepage on the Internet]. New York: We are Social; 2018 [cited 2018 Jan 30]. Available from: https://wearesocial.com/blog/2018/01/global-digital-report-2018.
2. Brasil – Presidência da República. Casa Civil. Subchefia para Assuntos Jurídicos. Lei n. 12.965, de 23 de Abril de 2014. Estabelece princípios, garantias, direitos e deveres para o uso da Internet no Brasil. Brasília: Diário Oficial da União; 2014 [cited 2018 Jan 30. Available from: http://www.planalto.gov.br/ccivil_03/_ato2011-2014/2014/lei/l12965.htm.
3. Núcleo da Informação e Coordenação do Ponto BR – NIC.br [homepage on the Internet]. Pesquisa sobre o uso da Internet por crianças e adolescentes no Brasil: TIC Kids Online Brasil. 2016 [cited 2018 May 12]. Available from: http://cetic.br/arquivos/kidsonline/2016/criancas.
4. Sociedade Brasileira de Pediatria [homepage on the Internet]. Departamento de Adolescência. SBP lança conjunto de orientações em defesa da "Saúde das crianças e adolescentes na era digital" [cited 2016 Nov 6]. Available from: http://www.sbp.com.br/imprensa/detalhe/nid/sbp-lanca-conjunto-de-orientacoes-em-defesa-da-saude-das-criancas-e-adolescentes-na-era-digital/.

Capítulo 14

Escola parceira: na educação e nutrição

Adriana Monteiro de Barros Pires
Renata Cavalcante Kuhn dos Santos

Nos últimos anos, vem se observando mudanças nos padrões nutricionais nas diversas classes sociais de diversos países. O aspecto mais visível é a adoção da chamada "dieta ocidental", rica em gorduras, açúcar, alimentos refinados e industrializados.[1]

Essa alteração dietética, associada ao aumento do sedentarismo entre crianças e adultos, levou a uma alteração na prevalência de doenças infantis: a desnutrição infantil entrou em declínio dando lugar a obesidade e com ela o aumento na prevalência de *diabetes mellitus*, hipercolesterolemia, entre outros.[2]

Nesse contexto, a escola aparece como espaço privilegiado para o desenvolvimento de ações de melhoria das condições de saúde e do estado nutricional das crianças, sendo um setor estratégico para a concretização de iniciativas de promoção da saúde, com o conceito da "escola promotora da saúde", que incentiva o desenvolvimento humano saudável e as relações construtivas e harmônicas.[3]

No ambiente escolar, a criança ingere lanches oferecidos pela escola, trazidos de casa ou comprados na cantina, pode fazer uma ou duas refeições, geralmente oferecidas pelas escolas integrais ou trazidas de casa em marmitas.[3] O Quadro 14.1 mostra os dez passos para a promoção da alimentação saudável propostos pelo Ministério da Saúde (MS) em 2008.

Estudos demonstram que os alimentos das cantinas escolares são muito energéticos, ricos em açúcares, gorduras e sal,[3] contrariando as recomendações do *Guia alimentar para a população brasileira* do MS, que recomenda fortemente a utilização dos alimentos *in natura* ou minimamente processados, em detrimento dos alimentos processados e ultraprocessados.[4]

As cantinas devem oferecer alimentos constituídos de cereais, grãos, frutas e frutas secas, oleaginosas, leites e derivados de leite, sem adição de açucares refinados ou conservantes, farináceos integrais, evitando os refrigerantes, biscoitos, salgadinhos de pacotes, bebidas isotônicas, preparações fritas, guloseimas e industrializados no geral.

Idealmente, pais e profissionais de saúde devidamente esclarecidos e informados devem participar junto à escola na orientação de hábitos alimentares saudáveis na infância, seja no diálogo contínuo com a cantina, seja no esclarecimento da comunidade escolar quanto à elaboração de um lanche adequado. Já o educador deve incluir a educação alimentar e nutricional no processo ensino-aprendizagem.[1,3,5]

Quadro 14.1 - Dez passos para a promoção da alimentação saudável nas escolas
1. A escola deve definir estratégias em conjunto com a comunidade escolar para favorecer escolhas saudáveis.
2. Reforçar a abordagem da promoção da saúde e da alimentação saudável nas atividades curriculares da escola.
3. Desenvolver estratégias de informação às famílias dos alunos para a promoção da alimentação saudável no ambiente escolar, enfatizando sua corresponsabilidade e a importância de sua participação nesse processo.
4. Sensibilizar e capacitar os profissionais envolvidos com alimentação na escola para produzir e oferecer alimentos mais saudáveis, adequando os locais de produção e fornecimento de refeições às boas práticas para serviços de alimentação e garantindo a oferta de água potável.
5. Restringir a oferta, a promoção comercial e a venda de alimentos ricos em gorduras, açúcares e sal.
6. Desenvolver opções de alimentos e refeições saudáveis na escola.
7. Aumentar a oferta e promover o consumo de frutas, legumes e verduras, com ênfase nos alimentos regionais.
8. Auxiliar os serviços de alimentação da escola na divulgação de opções saudáveis por meio de estratégias que estimulem essas escolhas.
9. Divulgar a experiência da alimentação saudável para outras escolas, trocando informações e vivências.
10. Desenvolver um programa contínuo de promoção de hábitos alimentares saudáveis, considerando a monitoração do estado nutricional dos escolares, com ênfase em ações de diagnóstico, prevenção e controle dos distúrbios nutricionais.

Fonte: Schmitz et al., 2008.[3]

E o pediatra, por sua vez, deve despertar a curiosidade na família para saber que tipo de alimento é oferecido na escola. Quem faz o prato da criança? Quem supervisiona a criança durante as refeições? Ingere suco nas refeições? Qual a sobremesa? Muitas vezes, a família confia na escola, na nutricionista da escola e nem questiona. Geralmente, essa informação é trazida pela própria criança na consulta.

Como deve ser o lanche trazido de casa ou oferecido pela escola?

O lanche deve ser diversificado, fracionado, de preferência não perecível, e deve corresponder a 15% do valor energético total do cardápio da criança, priorizando-se os alimentos *in natura* e os minimamente processados.[5]

De maneira geral, o lanche deve conter um alimento de cada grupo alimentar: uma fonte de proteína (iogurte, queijo, leite), uma fruta (tanto *in natura* quanto suco sem açúcar) e um carboidrato (pães e cereais, bolos simples caseiros). É importante incentivar o consumo de oleaginosas (castanhas, nozes, amêndoas) em quantidades moderadas, pois elas contêm gorduras que evitam doenças cardiovasculares. Preferencialmente, o lanche deve ser acondicionado em lancheiras térmicas ou na geladeira da escola.

A criança deve participar do preparo do lanche, que deve ser variado, para evitar a monotonia alimentar e respeitar suas preferências.[5]

Com relação aos sucos, se não for possível levar um suco natural, evite as versões industrializadas, chamadas de néctar, que são apenas frutose acrescida de mais açúcar, aditivos e excesso de conservantes. Oferecer, de preferência, os sucos com o rótulo "suco integral da fruta", sem aditivos e sem conservantes.

Alguns exemplos:
- 1 fatia de bolo caseiro de fubá + 1 fatia de queijo + 1 copo de suco natural de mamão;
- 1 barra de cereais + 1 iogurte natural + 1 suco de fruta de caixinha 100% natural (sem açúcar e conservantes);
- 1 pão de queijo + 1 porção de melancia picada + água de coco;
- manga picadinha + pão integral + queijo magro (amarelo *light*, minas ou ricota) + 250 mL de água mineral;
- maçã + uma porção de bolacha integral + requeijão light + 250 mL de água de coco;
- pera + fatia de bolo integral + meio ovo cozido + 250 mL de suco de manga;
- banana + cereal integral + iogurte + 250 mL de água mineral;
- bananinha sem açúcar ou frutas secas + *cookie* caseiro + 1 porção de nozes (ou qualquer *nuts*) + suco de melancia;
- salada de frutas + cereal integral + iogurte de garrafinha + água mineral;
- mexerica ou tangerina + 4 *cookies* integrais + rolinho de queijo + água de coco.

Referências

1. Camozzi AB, Monego ET, Menezes IH, Silva PO. Promoção da Alimentação Saudável na Escola: realidade ou utopia? Cad Saúde Colet. 2015;23:32-7.
2. Accioly E. A escola como promotora da alimentação saudável. Ciência em tela [serial on the Internet]. Rio de janeiro: UFRJ. 2009;2:1-9 [cited 2018 May 12]. Available from: http://www.cienciaemtela.nutes.ufrj.br/artigos/0209accioly.pdf.
3. Schmitz BA, Recine E, Cardoso GT, Silva JR, Amorim NF, Bernardon R, et al. A escola promovendo hábitos alimentares saudáveis: uma proposta metodológica de capacitação para educadores e donos de cantina escolar. Cad Saúd Públ. 2008;24:312-322.
4. Brasil. Ministério da Saúde. Secretaria de Atenção à Saúde. Departamento de Atenção Básica. Guia alimentar para a população brasileira. 2. ed. Brasília: Ministério da Saúde; 2014 [cited 2018 May 12]. Available from: http://189.28.128.100/dab/docs/portaldab/publicacoes/guia_alimentar_populacao_brasileira.pdf.
5. Ballester D, Carvalho FF, Pedroso GC, Souza MI, Assad RR, et al. Interface do pediatra com a escola. In: Fernandes TF, editor. Pediatria ambulatorial: da teoria à prática. São Paulo: Atheneu; 2016. p. 103-11.

Capítulo 15

O papel da escola e os dilemas atuais

Cristina Helena Lima Delambert Bizzotto
Adriana Monteiro de Barros Pires

A crescente presença da mulher no mercado de trabalho trouxe um aumento significativo na demanda por instituições de educação infantil voltadas a bebês e crianças pequenas.[1] A escolha de um cuidado alternativo geralmente não é tarefa fácil para os pais e envolve a análise de vários fatores. Situação financeira da família, apoio e disponibilidade de familiares, trabalho dos pais e crenças são alguns dos fatores observados.[2]

Os cuidados alternativos referem-se às formas de cuidados não parentais, das quais se destacam quatro tipos principais:[2] (1) creches e pré-escolas; (2) creche familiar (pequeno grupo de crianças na casa do cuidador); (3) babá/empregada, cuidado na casa da criança; (4) parente, cuidado na casa da criança ou em sua casa.

A ideia de que a educação e o cuidado da criança devem ficar sob a responsabilidade da mãe, quando não, de alguém que represente a família, como um parente ou uma babá, ainda é acentuado. As pesquisas e conhecimentos atualmente disponíveis sobre a criança pequena no âmbito da educação colaboram para a reflexão e oferecem parâmetros para uma escolha de direção.[1]

Não existe na literatura um consenso sobre a idade ideal para a inserção da criança na escola. O importante é que tanto a família quanto a criança tenham suas necessidades preenchidas por uma instituição ou por um cuidador, que ofereça acompanhamento integral, emocional e pedagógico.

No contexto da educação infantil, há uma diversidade de conceitos e práticas que precisam ser conhecidas e consideradas no processo de escolha. Há aquelas escolas que privilegiam os cuidados físicos, a homogeneidade e a dependência dos adultos, outras que direcionam suas ações visando à substituição materna ou, ainda, aquelas que priorizam o desenvolvimento cognitivo e orientam suas metas com base em expectativas de aprendizagens rigorosamente definidas e se distanciam da singularidade da criança.[1]

As instituições de educação infantil devem oferecer às crianças condições para aprendizagens decorrentes de brincadeiras e de situações planejadas com intenção: a prática educativa deve estar sustentada nas ações de cuidar, educar e brincar. Assim, uma instituição de qualidade deve investir em ações que colaborem para o desenvolvimento integral da criança, a fim de que ela se manifeste física, social, afetiva, cognitiva e culturalmente.[1]

De modo geral, quando a criança está sob os cuidados de uma babá, por mais que se tenha a oportunidade da brincadeira, esta não é realizada de maneira estruturada, com a intenção de favorecer a apropriação e a produção de cultura. Nas brincadeiras e atividades realizadas nas instituições de educação infantil, a criança assume diferentes papéis, coloca-se no lugar do outro e aprende a estruturar seu comportamento e desenvolver habilidades variadas, contribuindo para a construção de sua identidade.[1]

Várias pesquisas afirmam que crianças, principalmente bebês, que frequentam instituições tipo creche apresentam maior risco de adoecimento. Isso ocorre em função do aumento na exposição a agentes infecciosos do meio ambiente nos primeiros anos de vida, especialmente durante o outono e o inverno.[3]

Foi demonstrado que o risco de otite média de repetição é relacionado à idade de entrada na creche, com tendência à redução desse risco conforme a criança ingressa mais tardiamente.[3]

O cuidado por parte de um parente assegura aos pais que a criança está em um ambiente afetivo, além de ser mais barato. Por outro lado, apesar de mais caro que uma creche, o atendimento por uma babá oferece economia de tempo quando se considera a necessidade de levar e buscar a criança e as situações em que esta fica doente, além de a babá poder contribuir com algumas tarefas domésticas.[2]

Para escolher a escola, a creche ou o berçário para uma criança, alguns cuidados devem ser tomados. Por mais que sejam voltadas às crianças, as escolas de educação infantil não promovem apenas brincadeiras. Os responsáveis devem procurar no currículo pedagógico dessas instituições a existência de propostas claras para cada idade, se o espaço oferecido é coerente com as propostas apresentadas e se a instituição se responsabiliza pela formação dos professores. Pontos importantes:

- **Distância:** evitar que a criança passe horas no carro ou no transporte escolar.
- **Linha pedagógica:** a escola deve apresentar um projeto pedagógico para todas as idades, o qual deve estar de acordo com as perspectivas da família.
- **Custo:** inclui o valor da mensalidade, material escolar, transporte, lanche, uniforme, passeios, matrícula.
- **Infraestrutura:** higiene, recursos (áreas verdes, biblioteca) e aspectos humanos (crianças por turma, professores por turma, auxiliares).
- **Parceria:** canal aberto de comunicação entre escola e família.
- **Capacitação dos funcionários:** formação, experiência e afetividade com as crianças; cursos de reciclagem. O profissional responsável pelas crianças de 6 meses a 2 anos deve ter afinidade para lidar com bebês e crianças pequenas e conhecimento pedagógico e psicológico para realizar os cuidados dessa faixa etária.
- **Segurança:** verificar vidros, piscina, parquinho, degraus e tudo que pode representar um perigo. A área destinada às crianças pequenas deve ser separada. Rede de proteção em janelas e escadas, piscina cercada. No parquinho, os brinquedos não devem passar de 1,5 m, e deve haver um piso que absorva a queda. É importante avaliar, ainda, o bom estado dos brinquedos, bem como o material de que são feitos. Nas salas de aula e corredores, observar se há vidros, puxadores, degraus, remédios ou produtos de limpeza expostos. A presença de uma enfermaria e profissionais treinados para atender situações de primeiros-socorros são pontos positivos.

Outra questão atual é a opção por uma educação bilíngue. Uma escola bilíngue é aquela que usa, no mínimo, dois idiomas para ministrar as disciplinas tradicionais e o currículo nacional (embora, muitas vezes, ele seja complementado com o internacional). No Brasil, utiliza-se exclusivamente o currículo brasileiro, inserindo conteúdos e carga horária estendida e, em alguns casos, equivalente. A escola internacional utiliza como base o currículo e a proposta pedagógica de outro país, modificando o modo de aprender da criança.[4]

Todas as escolas brasileiras devem obedecer às determinações da Lei de Diretrizes e Bases da Educação, além de determinações do Ministério da Educação (MEC) e dos conselhos estaduais de educação. Essas normas definem, por exemplo, a carga horária mínima, os 200 dias letivos, os parâmetros curriculares nacionais etc. Isso deve ser feito na língua oficial do país, o português. Para dar conta de acrescentar conteúdos curriculares em uma segunda língua, as escolas precisam ampliar a carga horária. O recomendável é que pelo menos três horas por dia sejam dedicadas ao ensino na segunda língua. Por isso, as escolas bilíngues precisam funcionar em período integral ou semi-integral, garantindo ao aluno tempo para estudo nas duas línguas.

Não existe uma idade específica para se iniciarem os estudos em uma escola bilíngue. Como, desde o nascimento, o cérebro está programado para aprender atividades básicas, interagir com uma segunda língua ainda criança definitivamente facilita o processo de aprendizado. Porém, alunos de todas as idades podem se matricular, levando em conta, nesse caso, que o processo de adaptação pode ser um pouco mais demorado.[4]

A literatura evidencia que a educação bilíngue precoce é favorável ao desenvolvimento cognitivo das crianças. Aponta-se o efeito positivo do bilinguismo sobre o funcionamento intelectual em relação ao monolinguismo, desde que o contato da criança com o segundo idioma tenha ocorrido precocemente . Estudos mostram que crianças bilíngues, além de não confundir os dois idiomas que aprenderam, tendem a se focar mais em tarefas e a desenvolver uma atenção melhor que seus pares monolíngues. Além disso, estudos mostram que ajuda a memória e a atenção. Um bilíngue ativa as duas línguas simultaneamente, mesmo quando confrontados com uma situação em que apenas um dos idiomas é exigido. Utiliza mecanismos de atenção muito mais vezes que os monolíngues e são capazes de trabalhar melhor em situações de tomada de decisão e de distração.[4]

O ensino bilíngue não envolve somente o idioma em si, mas, sim, a cultura e a ambientação. Nessas escolas são encontrados cartazes, folhetos e trabalhos em várias línguas. Como o intuito é inserir o aluno no universo daquele idioma, nada mais natural que utilizar os recursos comunicacionais como meio de incentivar os estudantes, envolvendo-os ao máximo na cultura da língua estudada. Apenas os professores da língua estrangeira precisam falar o segundo idioma.[4]

Pontos importantes para escolher uma escola bilíngue:[4]

- **Especialistas:** procurar instituições que são especialistas em berçário e infantil bilíngue, pois esses profissionais são altamente qualificados para receber bebês e seus programas de ensino são focados em promover não somente o conhecimento dos idiomas, mas também provocar uma integração multicultural.
- **Ensino pedagógico:** avaliação dos objetivos da escola, material didático utilizado, a forma de avaliação do desenvolvimento e como é aplicada em sala de aula; tudo deve ser compatível com a idade da criança.
- **Equipe de mestres:** os profissionais devem ser devidamente qualificados e contar com certificações e títulos.
- **Visão, missão e valores:** uma instituição renomada sempre terá evidentes em seu portfólio sua visão, sua missão e seus valores, e isso é muito importante para os pais que seguem alguns princípios e ideologias, sejam eles éticos, religiosos ou dos bons costumes.

Referências

1. Cortez C. A mãe que trabalha – creche ou babá? In: Barros VF. A saúde mental na atenção à criança e ao adolescente: os desafios da prática pediátrica. São Paulo: Atheneu; 2016. p. 131-8.
2. Rapoport A, Piccinini CA. A escolha do cuidado alternativo para o bebê e a criança pequena. Est Psicol. 2004;9:497-503.
3. Roxo Júnior P, Carvalho BTC, Tavares FS. Infecções de repetição: o que é importante para o pediatra. Rev Paul Ped. 2009;27:430-5.
4. Flory EV, Souza MT. Bilinguismo: diferentes definições, diversas implicações. Rev Interc. 2009;XIX:23-40.

Capítulo 16

Natação, balé, atividades esportivas ou simplesmente brincar?

**Adriana Monteiro de Barros Pires
Rosa Miranda Resegue
Natália Tonon Domingues**

As transformações sociais ocorridas nas últimas décadas provocaram grandes mudanças no modo de vida das famílias, com repercussões importantes na saúde das crianças. A inserção da mulher no mercado de trabalho, o número menor de filhos, o acesso crescente às inovações tecnológicas e o medo da violência são apenas alguns dos fatores implicados nesse processo. Por fim, a tecnologia, na forma de vídeos, videogames, internet e redes sociais, invadiu o espaço infantil.

A divulgação acerca da importância da estimulação do desenvolvimento da criança nos primeiros anos de vida é outro fator importante de mudanças. Desde muito cedo, as crianças, sobretudo as pertencentes às classes sociais mais elevadas, são incitadas a formar uma espécie de currículo para a vida adulta, passando a maior parte do tempo em atividades estruturadas, sob supervisão dos adultos. Até as pré-escolas, para aumentar a carga didática, vêm diminuindo os horários de tempo livre para as brincadeiras não direcionadas. Na busca de um futuro ideal para suas crianças, os pais usam o tempo com os filhos arranjando atividades complementares ou transportando-os para essas atividades.

A falta de tempo livre provoca a perda no mecanismo de proteção contra os efeitos da pressão e do estresse. Nessa perspectiva, muitas crianças sobrevivem a essa agenda intensa, mas outras chegam a adoecer. Em resumo, a vida moderna vem exigindo muito das crianças, cada vez mais precocemente. Há, na atualidade, uma epidemia de obesidade, de quadros de ansiedade e de depressão infantis.

Sabe-se que atividades acadêmicas e atividades esportivas extracurriculares organizadas, como balé, judô, Kumon® e cursos de línguas, podem ser importantes para o progresso acadêmico da criança e para seu desenvolvimento saudável. No entanto, para a criança, brincar é tão importante que foi reconhecido pela Alta Comissão de Direitos Humanos da Organização das Nações Unidas (ONU) como um direito de toda criança.[1] Todas as crianças precisam brincar, independentemente de sua condição social, física ou intelectual. Para a criança, brincar é tão necessário quanto respirar. É brincando que ela experimenta, modifica, simboliza e compreende o mundo que a rodeia. Ao brincar, a criança aprende as regras da convivência em grupo, a dividir coisas, a resolver conflitos e, também, a se defender. Quando a brincadeira é conduzida pela criança (e não com regras estabelecidas por um adulto), ela aprende a tomar decisões e começa a descobrir suas áreas de interesse.[1] Além disso, brincar promove um bom espaço para interação entre pais e filhos.

Com o aumento da prevalência da obesidade e de outras doenças crônicas, há um grande incentivo para a promoção de atividades físicas. Sabidamente, a prática de atividade física ajuda na prevenção e no tratamento de doenças crônicas como obesidade, hipertensão arterial, *diabetes mellitus* e dislipidemia.

Desde os primeiros meses, as crianças devem ser incentivadas a se movimentar, sendo importante a disponibilização de ambientes desafiadores e diversificados para o movimento. A partir dos 2 anos, devem realizar de 30 a 60 minutos por dia de atividade física moderada ou vigorosa, apropriada para a idade, entre 3 e 5 vezes por semana. A atividade pode ser cumulativa durante o decorrer do dia, somando-se as horas de atividade física na escola com as realizadas extraclasse. Mais que uma tarefa de número de horas e de regras a cumprir, movimentar-se deve ser uma grande fonte de prazer, de autoconhecimento e de compreensão do mundo. As habilidades motoras constituem-se na primeira forma de expressão afetiva, inteligência e autoconhecimento. Explorando o mundo, a criança descobre as propriedades físicas dos objetos, compreende as consequências de suas ações, compreende os próprios limites, apreende os costumes e valores de sua cultura e desenvolve autonomia. Movimentar-se, para a criança, é tão importante que, nos primeiros anos de vida, ela se define pelos movimentos que consegue realizar e se orgulha em dizer que já sabe dar um laço, dar cambalhotas, subir escadas etc.[2]

A atividade física deve encorajar a criança a explorar suas potencialidades de movimento, permitindo a ampliação de seu repertório motor de maneira criativa e desafiadora, principalmente nos primeiros anos.[2]

As atividades físicas direcionadas extracurriculares, por sua vez, diversificam o contato social, ampliam o conhecimento das regras de convívio social, ensinam a conviver com derrotas e vitórias e a vencer por meio de esforço pessoal. Isso desenvolve a independência, a confiança e a responsabilidade.

Nessa perspectiva, qual seria, então, a melhor idade para iniciar essas atividades? Apesar de não haver consenso nessa resposta, algumas premissas já podem ser apontadas. Qualquer que seja a atividade escolhida, nos primeiros anos (em geral até cerca dos 6 anos de idade), a ênfase deve estar no desenvolvimento de competências motoras de maneira lúdica, criativa e diversificada.[2] No caso do balé, por exemplo, há um certo consenso de que o treino formal não seja introduzido até os 8 anos de idade, sendo aconselhável, inclusive, adia-lo até os 10 anos, em virtude do melhor desenvolvimento do sistema locomotor. Em geral, nas escolas, as primeiras aulas iniciam-se aos 4 anos, idade em que a criança já consegue manter por algum tempo sua atenção. No entanto, até os 8 anos, as atividades são pouco estruturadas e focam mais os movimentos criativos, de acordo com diferentes ritmos musicais, visando expressar sentimentos e emoções.[3,4]

O mesmo se aplica à prática de esportes estruturados. Antes dos 6 anos, a maioria das crianças ainda não apresenta as habilidades motoras necessárias para essas atividades. Escolinhas voltadas a essa faixa etária devem focar a brincadeira, a exploração dos movimentos e o convívio social. A prontidão para a prática de determinado esporte é um termo bastante utilizado nessa área e refere-se às habilidades físicas, mentais e sociais demandadas para cada prática esportiva. Embora existam algumas diretrizes das idades ideais para a prática de determinados esportes, vale lembrar que as crianças não se desenvolvem da mesma maneira e que essas habilidades podem ou não ser favorecidas pelas experiências que a criança teve oportunidade de vivenciar.[3,4]

De maneira geral, entre 6 e 9 anos, embora já se possa observar maior variedade de habilidades motoras, a coordenação oculomotora ainda não está completamente desenvolvida, e ainda é difícil compreender e lembrar regras e estratégias de jogo. Assim, a orientação deve ser em encontrar escolas cujo foco seja aprender novas habilidades, e não simplesmente vencer, cujas regras sejam flexíveis, para promover confiança e participação, e cujo tempo de jogo seja menor. A partir dos 10 anos, a maioria das crianças consegue se envolver na prática organizada de esportes, incluindo os mais complexos. Nessa idade, é importante levar em conta as mudanças decorrentes da puberdade. O estirão pode afetar temporariamente a coordenação e a habilidade em realizar alguns movimentos, o que não deve ser confundido como falta de talento ou de esforço. Meninos que começam a puberdade mais cedo podem ser temporariamente mais altos ou mais pesados e fortes. Isso pode trazer uma vantagem inicial, que não necessariamente significa maior talento nem garantia de sucesso no esporte escolhido. Por outro lado, a maturação mais lenta não deve ser entendida como falta de talento ou de habilidade.[3,4]

Conclui-se que o pediatra deve ajudar as famílias a organizar o tempo das crianças para incluir o brincar na rotina diária;[1] deve encorajar a brincadeira ativa, com supervisão do adulto, mas não direcionada por ele; enfatizar a importância dos brinquedos que desafiam a imaginação; orientar sobre o equilíbrio entre a vida acadêmica curricular e as atividades extracurriculares; orientar sobre as atividades extracurriculares de modo individualizado para cada criança, de acordo com seu temperamento e suas especificidades culturais; estimular que a criança explore de maneira balanceada uma variedade de interesses, sem que seja pressionada pelo sucesso em uma prática específica ou pela excelência em múltiplas áreas; enfatizar que é a criança quem deve escolher a atividade física que mais lhe agrada e que a imposição de uma prática pode gerar aversão às atividades físicas em outras fases da vida; esclarecer que a superespecialização em determinada atividade pode acarretar estresse, esgotamento emocional e aumentar o risco de lesões por excesso de uso.[3,4]

Ao aconselhar quanto à educação nos primeiros anos, orientar sobre a escolha de escolas que valorizem as necessidades do desenvolvimento social e emocional das crianças e ofereçam mais que o preparo acadêmico. Com relação às atividades extracurriculares, orientar sobre a escolha de locais que valorizem o envolvimento da criança, a variedade de movimentos e o prazer, em vez da competição; lembrar que a segurança da criança é sempre uma prioridade e orientar a verificação das normas de segurança do local.[3,4]

Finalmente, enfatizar que o sucesso dos filhos depende mais da confiança no amor incondicional de seus pais e da atenção que recebem que de uma rotina exaustiva de atividades estruturadas; enfatizar que esse amor é mais bem demonstrado quando os pais servem de modelos e quando as pessoas da família compartilham algum tempo juntos, de maneira prazerosa, apenas para conversar ou brincar.

Referências

1. Ginsburg KR. The importance of play in promoting healthy child development and mantaining strong parent – child bonds. Pediatrics [serial on the Internet]. 2007;119:182-91. [cited 2018 May 12]. Available from: http://pediatrics.aappublications.org/content/pediatrics/119/1/182.full.pdf.
2. Filgueiras IP. Espaços lúdicos ao ar livre na Educação Infantil [Tese de Mestrado]. São Paulo (SP): USP; 1998.

3. American Academy of Pediatrics [homepage on the Internet]. What Activity Should Your Child Choose? 2015 [cited 2018 May 12]. Available from: https://www.healthychildren.org/English/health-issues/conditions/obesity/Pages/What-Activity-Should-Your-Child-Choose.aspx.
4. American Academy of Pediatrics [homepage on the Internet]. Is Your Child Ready for Sports? 2015 [cited 2018 May 12]. Available from: https://www.healthychildren.org/English/healthy-living/sports/Pages/Is-Your-Child-Ready-for-Sports.aspx.

Seção 4

Os problemas e as novidades da atualidade

Coordenador
Tadeu Fernando Fernandes

Capítulo 17

Aleitamento materno, fórmulas infantis, leite de vaca *in natura*: relação risco-benefício

Tadeu Fernando Fernandes
Moises Chencinski

É consenso mundial que o aleitamento materno é uma forma inigualável de prover a nutrição ideal para o crescimento e desenvolvimento saudável das crianças. Essa é a recomendação da Organização Mundial da Saúde (OMS), do Ministério da Saúde (MS) e da Sociedade Brasileira de Pediatria (SBP): aleitamento materno desde a sala de parto até os 2 anos de idade ou mais, sendo exclusivo nos primeiros 6 meses de vida.[1]

Estudos epidemiológicos e ensaios clínicos mostram ampla evidência de que fatores nutricionais e metabólicos, em fases iniciais do desenvolvimento humano, têm efeito em longo prazo na programação metabólica (*programming*) da saúde na vida adulta, como obesidade, *diabetes mellitus*, doenças cardiovasculares e câncer, entre outras doenças crônicas não transmissíveis (DCNT).[1]

Infelizmente, os indicadores de amamentação em nosso país ainda estão abaixo do considerado ideal pela OMS. A prevalência do aleitamento materno (AM) exclusivo em crianças menores de 6 meses é desanimadora, como mostra a Figura 17.1, relacionando a porcentagem de dias do AM exclusivo nas principais capitais brasileiras.[2]

O pediatra desempenha um papel importante na promoção e no apoio à amamentação, deve conhecer e atuar preventivamente nas diferentes etapas da amamentação, reduzindo riscos do desmame precoce. Entretanto, na impossibilidade do aleitamento materno, apesar de todas as orientações apropriadas, devem-se utilizar as fórmulas infantis, que são assim classificadas:[3]

- fórmulas infantis para lactentes de partida: < 6 meses de idade;
- fórmulas infantis para lactentes de seguimento: 6 a 12 meses;
- compostos lácteos específicos: a partir de 1 ano de idade.

Entender a complexidade dos componentes do leite materno e seus efeitos foi fundamental para desenvolver fórmulas infantis, as quais, apesar de estarem evoluindo, ainda estão longe do padrão-ouro. Evoluíram em diferentes aspectos de composição, componentes, adição

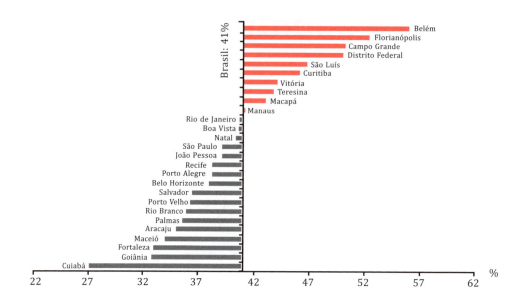

Figura 17.1 – *Pesquisa de Prevalência de Aleitamento Materno nas Capitais Brasileiras e Distrito Federal.*
Fonte: Ministério da Saúde, 2009.[2]

de micronutrientes, vitaminas e ácidos graxos poli-insaturados de cadeia longa (do inglês, *long-chain polyunsaturated fatty acids* – LC-PUFAs).[4]

Os LC-PUFAs, mais especificamente os da série ômega 3 (ω-3), são nutrientes importantes para o tecido cerebral, lembrando que a massa encefálica de uma criança de 5 anos representa aproximadamente 85% do cérebro adulto.[5]

O ômega 3 é precursor de ácido docosa-hexaenoico (DHA), o lipídio de maior importância na composição do sistema nervoso central humano. Mais da metade da massa de um cérebro adulto é composta por LC-PUFAs, sendo que 40% desse total é representado pelo DHA, principalmente nas membranas neurais do córtex cerebral e na retina.[5]

Estudos de neurociências demonstraram seu envolvimento em funções de memória, excitação de membrana neuronal, biogênese, formação de células fotorreceptoras, sinalização neuronal e neuroproteção, principalmente nos primeiros 2 anos de vida.[5]

A amamentação exclusiva determina o desenvolvimento cognitivo ideal da criança, principalmente em virtude de interações dos DHA com outros lipídios e substâncias bioativas do leite materno que formam o *milk fat globule membrane* (MFGM), glóbulos secretados pelas células alveolares da glândula mamária contendo lipídios, proteínas e oligossacarídios.[6]

Atualmente, a maioria das fórmulas contêm suplementação de ômega 3 e DHA, além de uma fórmula com MFGM.[6]

Outro componente rico no leite materno é a presença de oligossacarídios, 10 a 100 vezes maior que no leite de vaca. Eles são o terceiro componente sólido mais abundante no leite materno, depois da gordura e da lactose. Desempenham um papel fundamental no desenvolvimento do sistema imunológico e promovem a proliferação de uma microbiota intestinal saudável. Embora os oligossacarídios no leite materno sejam estudados há quase um século, somente agora dispomos de oligossacarídios de leite humano (*human milk oligosaccharides* – HMO) em fórmula infantil.[7]

Temos também fórmulas enriquecidas com pré-bióticos de cadeia curta (galacto-oligossacarídios) e de cadeia longa (fruto-oligossacarídios) com o objetivo das ações pré-bióticas, principalmente o efeito bifidogênico (estimulador do probiótico mais frequente do leite materno, o *Bifidobacterium*).[1]

Além dos macronutrientes principais e das fibras pré-bióticas, a ingestão equilibrada dos micronutrientes é importante para garantir o crescimento adequado. Os micronutrientes compreendem os minerais e as vitaminas, que, em pequenas quantidades, exercem funções vitais para a manutenção da homeostase, podendo atuar como cofatores metabólicos (ferro e zinco), como coenzimas do metabolismo (riboflavina e niacina) na expressão gênica, como componentes estruturais e antioxidantes (selênio e vitamina E), entre outros que atualmente enriquecem as fórmulas.[1,4]

Outro grande desafio para o desenvolvimento das fórmulas infantis foi equalizar a proporção das proteínas do soro e da caseína, que, no leite materno, estão na proporção de 70/30%, respectivamente, e no leite de vaca, 23/77%.[8]

A caseína forma coágulos que retardam o esvaziamento gástrico e dificultam o processo digestório. Atualmente, as fórmulas tentam mimetizar o leite materno com maiores teores de proteína do soro e menores de caseína, melhorando a digestibilidade.[8]

A quantidade de proteínas no leite materno decresce com o passar dos meses, fato que serve como proteção contra a obesidade infantil. Está documentado que, para cada mês de aleitamento materno, reduz-se em 4% o risco de desenvolvimento da obesidade.[1]

Diante dessas evidências, houve, nos últimos anos, o desenvolvimento de fórmulas infantis de menor teor proteico, graças às novas tecnologias de produção de lácteos, que possibilitaram a melhora da qualidade biológica das proteínas utilizadas nessas fórmulas infantis.[8]

Entretanto, apesar da evolução das fórmulas infantis, deve-se enfatizar que o leite materno continua sendo a primeira opção para nutrição de lactentes e crianças, e o uso do leite de vaca *in natura*, apesar de apresentar um custo mais acessível, cada vez mais se distancia como opção para nutrição de crianças menores de 2 anos de idade, época de grande desenvolvimento neuropsicomotor.[1,5]

Apesar disso, um estudo brasileiro demonstrou que 64,4% dos lactentes não amamentados entre 0 e 5 meses e 74,6% dos lactentes entre 6 e 12 meses de idade utilizam leite de vaca integral ou *in natura* como parte láctea de sua alimentação.[9]

Essa prática pode resultar em uma série de efeitos adversos para a criança, entre eles: anemia ferropriva, sobrecarga renal, excesso no consumo de proteínas, baixa ingestão de vitaminas e oligoelementos associados à deficiência de ácidos graxos essenciais ômega 3 e 6.

O cenário econômico atual coloca alguns obstáculos para a prescrição de fórmulas infantis. Entretanto, quando refletimos sobre os custos de uma nutrição inadequada na primeira infância e suas repercussões em curto, médio e longo prazos, devemos nos posicionar a favor do bem maior: a saúde de nossas crianças.

Referências

1. Weffort VRS. Aleitamento materno. In: Nogueira-de-Almeida CA, Mello ED, editors. Nutrologia Pediátrica. Barueri: Manole; 2016. p. 46-55.
2. Brasil – Ministério da Saúde. Secretaria de Atenção à Saúde. Departamento de Ações Programáticas e Estratégicas. II pesquisa de prevalência de aleitamento materno nas capitais brasileiras e Distrito Federal/ Ministério da Saúde. Secretaria de Atenção à Saúde. Departamento de Ações Programáticas e Estratégicas. Brasília: Ministério da Saúde; 2009

[cited 2018 Jul 12]. Avaliable from: http://bvsms.saude.gov.br/bvs/publicacoes/pesquisa_prevalencia_aleitamento_materno.pdf.
3. ANVISA. Agência Nacional de Vigilância Sanitária. Resolução da Diretoria Colegiada RDC n. 45, de 25 de setembro de 2014.
4. Joeckel RJ, Phillips SK. Overview of infant and pediatric formulas. Nutr Clin Pract. 2009;24:356-62.
5. Zorzo RA. Benefícios da suplementação de ácido docosa-hexaenoico (DHA) nos primeiros 1.000 dias de vida [trabalho de conclusão de curso]. São Paulo (SP): Faculdade de Ciências Médicas da Santa Casa de São Paulo; 2013.
6. Gurnida DA, Rowan AM, Idjradinata P, Muchtadi D, Sekarwana N. Association of complex lipids containing gangliosides with cognitive development of 6-month-old infants. Early Hum Dev. 2012;88:595-601.
7. Donovana SM, Comstock SS. Os oligossacarídeos do leite humano influenciam a imunidade da mucosa e sistêmica dos neonatos. Ann Nutr Metab. 2016;69 Supl. 2:42-51.
8. Koletzko B, von Kries R, Closa R, Escribano J, Scaglioni S, Giovannini M, et al. Lower protein in infant formula is associated with lower weight up to age 2 y: a randomized clinical trial. Am J Clin Nutr. 2009;89:1837-45.
9. Bortolini GA, Vitolo MR, Gubert MB, Santos LM. Early cow's milk consumption among Brazilian children: results of a national survey. J Pediatr (Rio J). 2013;89:608-13.

Capítulo 18

Transtornos gastrointestinais leves do lactente

Tadeu Fernando Fernandes
Cristina Helena Lima Delambert Bizzotto

Cólicas ou choro persistente de origem não determinada em uma criança durante os primeiros meses de vida podem ser alarmantes para médicos e pais. Passam dos 20% os pais que relatam choro ou irritabilidade excessiva do bebê até completar 3 meses de vida.[1]

Existe um pico de incidência na 6ª semana de vida que diminui progressivamente até a 16ª semana. O problema é tão frequente que fez pesquisadores dimensionarem o tempo de choro, que variou de 110 a 118 minutos por dia, na 6ª semana, a 72 minutos ao dia, após a 10ª semana de vida.[1]

Extremismos geralmente ocasionam diagnósticos e condutas incorretos. O sucesso, nesses casos, começa por uma boa anamnese, um exame clínico de excelência e, principalmente, "sentir" como se comporta durante a consulta essa caixinha de surpresas que é o binômio mãe-filho.[1]

É um desafio para o pediatra nesses casos:[2]
- avaliar o grau de ansiedade familiar;
- diferenciar os tipos de choro;
- afastar possíveis patologias;
- evitar medicamentos sem fundamentos científicos;
- prevenir o desmame precoce;
- descartar exames inúteis;
- criar um forte grau de confiança no relacionamento médico-paciente.

Espera-se que, ao final deste capítulo, fiquem claros os diagnósticos diferenciais do choro no lactente, seguidos de conhecimento e segurança na prescrição das diversas condutas terapêuticas comportamentais, nutricionais e farmacológicas diante dos diagnósticos de:

- cólicas idiopáticas do lactente;
- doença do refluxo gastroesofágico (DRGE);
- alergia a proteína do leite de vaca (APLV);
- distúrbio de relacionamento no binômio mãe-filho.

Cólicas do lactente[1]

As clássicas cólicas do lactente, tradicionalmente propostas por Wessel em 1954, destacam-se em prevalência: variam de 10 a 30% em todo o mundo.

Os critérios de Wessel para cólicas do lactente, ou "regra dos 3", são os seguintes:
- paroxismos de irritabilidade, agitação e choro;
- geralmente ao anoitecer;
- durante pelo menos três horas por dia;
- mais de três dias na semana por pelo menos três semanas;
- desaparecimento aos 3 meses de idade.

Recentemente, os Critérios de Roma IV revisaram o conceito, ampliaram para 5 meses a idade final das cólicas e mantiveram os demais critérios, destacando que todo quadro clínico deve estar dentro dos parâmetros de um lactente sem nenhuma evidência de patologias.

Uma metanálise realizada pelo Child Health Institute, da Universidade de Washington, fez um levantamento bibliográfico de dez anos e os resultados remetem a interessantes análises, assim pontuadas:
- A exclusão do leite de vaca da dieta materna em crianças com aleitamento materno exclusivo gera uma diferença estatística significativa na redução das cólicas, quando comparada ao grupo-controle.
- Um subgrupo de mães com aleitamento materno exclusivo que apresentava doenças atópicas, como eczema, rinite e asma, submetidas à dieta de exclusão do leite de vaca, obtiveram benefício maior na redução das cólicas do lactente.
- Quando as crianças estavam em uso de fórmula infantil, a troca para fórmulas parcialmente hidrolisadas, com baixos teores de lactose, trouxe redução significativa das cólicas.
- Ao optar por uma intervenção dietética de troca de leite e não se observarem resultados satisfatórios na primeira semana, devem-se evitar custos e riscos desnecessários, trocando uma fórmula por outra, e a investigação deve ser retomada.

Cólicas do lactente fazem parte do dia a dia do pediatra geral, e a principal conduta é a assertividade da intervenção comportamental, esclarecendo sobre a benignidade do quadro. Erros são cometidos com vias sacras de trocas de leite, exames desnecessários e, principalmente, medicamentos como analgésicos e antiespasmódicos que, com frequência, causam intoxicações.

Recentemente, foram publicados vários estudos com o emprego do *Lactobacillus reuteri* no tratamento de lactentes com cólica, a intervenção com esse probiótico se mostrou efetiva na redução de dias e horas de choro, em mais de 50% dos lactentes tratados. Outros estudos estão sendo conduzidos, e brevemente teremos outros dados.

Refluxo gastroesofágico (RGE)[1,3]

O refluxo gastroesofágico (RGE), por definição, é a passagem do conteúdo gástrico para o esôfago, com ou sem regurgitação e vômitos. É um processo fisiológico normal que ocorre várias vezes por dia em crianças saudáveis, adolescentes e adultos. A maioria dos episódios de RGE em indivíduos saudáveis tem duração menor que três minutos e geralmente ocorre no período pós-prandial, sem sintomas ou complicações.

A doença do refluxo gastresofágico (DRGE) é uma condição que se desenvolve quando o refluxo do conteúdo gástrico para o esôfago causa sintomas incômodos e/ou complicações.

Portanto, há algumas situações clínicas a diferenciar: RGE sem regurgitação, RGE com regurgitação, RGE sem DRGE e, finalmente, RGE com DRGE, esta última, recebendo *"over"* diagnósticos para uma reação prevalência de menos de 5%, contra 50% ou mais de RGE em crianças nos primeiros cinco meses de vida, em razão da imaturidade do sistema digestório e do esfíncter esofagiano inferior.

O diagnóstico da DRGE é eminentemente clínico, e os exames são pontuais para verificar patologias específicas. Por exemplo, para diagnosticar fístulas e anéis vasculares, utilizamos a radiografia contrastada de esôfago-estômago-duodeno, para o diagnóstico da esofagite, a endoscopia é padrão-ouro, e para verificar o tempo de esvaziamento gástrico, a cintilografia é ideal. Podemos dizer que o único exame não indicado para diagnóstico da DRGE é a ultrassonografia, segundo nota do Departamento de Gastrenterologia Pediátrica no site da Sociedade Brasileira de Pediatria (SBP).

Segundo o consenso NASPGHAN e ESPGHAN, a base de todo tratamento é a educação, a orientação e o apoio aos pais, associados a medidas posturais e dietéticas. Medicamentos em casos selecionadíssimos, como mostra a Figura 18.1.

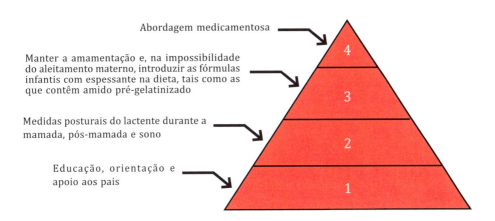

Figura 18.1 – *Etapas para abordagem da DRGE.*
Fonte: adaptada de Fernandes, 2015.[3]

Alergia à proteína do leite de vaca (APLV)[1]

A APLV é uma reação imunológica às proteínas do leite de vaca. Pode-se apresentar através de vias mediadas por imunoglobulina E (IgE) (de início imediato) e não mediadas por IgE (de início tardio). Reconhece-se que um lactente com APLV não mediada por IgE pode apresentar cólica e refluxo gastroesofágico, e isso origina dificuldades diagnósticas.

No Brasil, um estudo observacional entre pediatras gastroenterologistas revelou que a prevalência de suspeita de APLV entre crianças com sintomas gastroenterológicos é de 5,4%, e a incidência é de 2,2%. Vômitos e regurgitações no lactente podem ser explicados não somente por refluxo fisiológico ou DRGE, mas a APLV apresenta essas duas manifestações clínicas como uma das mais frequentes.

O diagnóstico segue um *guideline* bem definido, segundo o qual a dieta de exclusão por 4 a 6 semanas é realizada, seguida por um teste de provocação oral.

A conduta para crianças com APLV IgE-mediada e impossibilidade de leite materno em menores de 6 meses é fórmula extensamente hidrolisada (EH); no caso de reação anafilática, prescrever diretamente a fórmula de aminoácidos, opção também para os que não aceitam a EH. Recentemente, fórmulas extensamente hidrolisadas à base de proteína de arroz (FEHAs) enriquecidas com aminoácidos tornaram-se disponíveis como nova opção à formula de proteína do leite de vaca extensamente hidrolisada (EH) para pacientes com APLV. Para maiores de 6 meses, existe a opção da fórmula de proteína isolada intacta de soja (FS).

Conclusão

Os transtornos gastrointestinais leves do lactente são frequentes nos primeiros meses de vida, o diagnóstico diferencial é difícil, mas destaca um pediatra de outro, a prescrição deve ser clara e conter todos os tipos de intervenções: comportamentais, nutricionais e, por último, as farmacológicas. A solicitação de exames deve ser cuidadosa e objetiva, e uma pergunta deve sempre nortear um pedido: "O que mudará em minha conduta um resultado positivo ou negativo?"

O resgate da puericultura e a valorização do pediatra passam por um relacionamento médico-paciente, por condutas seguras e eficazes e, principalmente, por terapêuticas cientificamente comprovadas que visem à qualidade de vida e ao mínimo sofrimento do pequeno paciente e sua família.

Referências

1. Fernandes TF. Choro no lactente: diagnóstico diferencial. In: PROPED – Sociedade Brasileira de Pediatria. Porto Alegre: Artmed; 2014. p. 9-40.
2. Weffort VRS. Aleitamento materno. In: Nogueira-de-Almeida CA, Mello ED, editors. Nutrologia Pediátrica. Barueri: Manole; 2016. p. 46-55.
3. Fernandes TF. Doença do refluxo gastresofágico. Ped Mod. 2015;11:76-86.

Capítulo 19

Suplementos vitamínicos e minerais

Tadeu Fernando Fernandes
Renata Cavalcante Kuhn dos Santos

As crianças representam um grupo de grande vulnerabilidade para deficiências de vitaminas e minerais, haja vista os rápidos crescimento e desenvolvimento nos primeiros anos de vida.[1,2]

A carência de micronutrientes, conhecida como "fome oculta", afeta cerca de 1/3 da população mundial, aumentando a suscetibilidade das crianças a diarreias e infecções, além de poder comprometer a maturação dos sistemas nervoso, visual, mental e intelectual.[1,2]

A fome oculta recebe essa denominação por se instalar de maneira silenciosa, sem sinais clínicos aparentes. É um estágio anterior ao surgimento dos sinais clínicos de carência detectáveis, mas já causa prejuízos à saúde, provocando maiores riscos de morbidade e mortalidade, mesmo que não evolua para os estágios terminais da deficiência. Não está necessariamente associada a patologias claramente definidas, como as observadas na desnutrição proteico-calórica.[1,2]

Ainda que possa ocorrer por deficiência de um micronutriente específico, frequentemente ocorre em combinação a outras deficiências de vitaminas e minerais, em razão da estreita associação entre fontes alimentares, vias metabólicas e funções fisiológicas.[1,2]

Tradicionalmente, vitamina A, iodo e ferro estão associados às maiores deficiências, consideradas de elevado impacto social e priorizadas pela Organização Mundial da Saúde (OMS) em todo o mundo. Entretanto, desde o fim da última década, deficiências de outros micronutrientes passaram a ter destaque em nível de saúde pública mundial. Entre eles, destacam-se a vitamina D, o zinco e o ácido fólico.[1,2]

A fome oculta afeta uma entre quatro pessoas no mundo. No entanto, a magnitude da deficiência de micronutrientes em países em desenvolvimento, incluindo o Brasil, é maior do que a princípio se possa imaginar, em grande parte, por causa das formas menos visíveis da deficiência de micronutrientes.[1,2]

A OMS enfatiza como medidas importantes de saúde pública, com impacto efetivo na redução do risco da fome oculta, o aleitamento materno exclusivo até os 6 meses, estendendo-se até os 2 anos ou mais, aliado à introdução de uma alimentação complementar balanceada e equilibrada.[1,2]

Entretanto, diversos trabalhos enfatizam que as recomendações sobre práticas alimentares saudáveis nos primeiros anos de vida ainda não foram plenamente incorporadas no Brasil e em outros países classificados como desenvolvidos.[1,2]

Embora a duração do aleitamento materno exclusivo demonstre evolução positiva, comparando-se os últimos inquéritos populacionais, a mediana ainda é baixa (54 dias).[1,2]

Com respeito à alimentação complementar, salienta-se a introdução precoce de alimentos inadequados, como leite de vaca integral, consistência inapropriada, baixa densidade e biodisponibilidade de micronutrientes (sopas diluídas); oferta insuficiente de frutas, verduras e legumes; contaminação no preparo e armazenamento; acréscimo de carboidratos simples às mamadeiras; e oferta de alimentos industrializados ricos em carboidratos simples, lipídios e sal, consumidos com frequência pela família.[1,2]

Um excelente estudo de Caetano e colaboradores mostra uma elevada inadequação quantitativa na ingestão de micronutrientes, segundo a *Recommended Dietary Allowance* (RDA) para lactentes de 6 a 12 meses que não recebiam leite materno, com destaque para as deficiências específicas de zinco (75%) e ferro (45%), como mostra a Figura 19.1.[3]

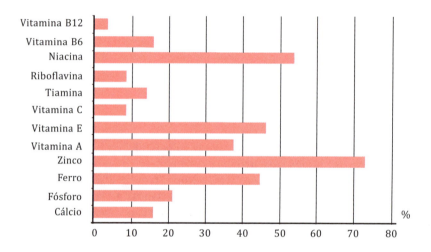

Figura 19.1 – *Inadequação da RDA de micronutrientes em lactentes que não recebiam leite materno.*
Fonte: adaptada Caetano et al., 2010.[3]

Ferro

A anemia por deficiência de ferro é a mais comum das carências nutricionais, com maior prevalência em crianças, principalmente nos países em desenvolvimento. Aquelas com idade entre 6 e 24 meses apresentam risco 2 vezes maior para desenvolver a doença do que aquelas entre 25 e 60 meses. Considerada um sério problema de saúde pública, a anemia pode prejudicar o desenvolvimento mental e psicomotor, causar aumento das morbidade e mortalidade materna e infantil, além da queda no desempenho do indivíduo no trabalho e redução da resistência às infecções.[1,2]

A recomendação de suplementação preventiva pela Sociedade Brasileira de Pediatria (SBP) para recém-nascido a termo, de peso adequado para a idade gestacional, é de 1 mg de ferro elementar/kg de peso/dia a partir do 3º mês (independentemente se aleitamento materno exclusivo, misto ou somente fórmula infantil) até o 24º mês de vida.[4,5]

A seguir, o Quadro 19.1, resume as recomendações quanto à suplementação de ferro do Departamento Científico (DC) de Nutrologia da SBP 2018.[6]

Quadro 19.1. Recomendações da SBP para suplementação de ferro na infância

Situação	Recomendação revisada
Recém-nascidos a termo com peso adequado para a idade gestacional, em aleitamento materno	1 mg de ferro elementar/kg de peso/dia, a partir do 3º mês até o 24º mês de vida
Recém-nascidos a termo ou pré-termo de peso adequado para a idade gestacional ou com peso acima de 2.500 g	1 mg de ferro elementar/kg de peso/dia, a partir do 3º mês até o 24º mês de vida
Recém-nascidos pré-termo e a termo, entre 1.500 e 2.500 g, a partir do 30º dia de vida	2 mg de ferro elementar/kg de peso/dia, a partir do 30º dia de vida até o 24º mês de vida
Recém-nascidos pré-termo com peso entre 1.000 e 1.500 g	3 mg de ferro elementar/kg de peso/dia, a partir do 30º dia de vida durante um ano. Após esse prazo, 1 mg/kg de peso/dia por mais um ano
Recém-nascidos pré-termo com peso menor que 1.000 g	4 mg de ferro elementar/kg de peso/dia, a partir do 30º dia de vida durante um ano. Após esse prazo, 1 mg/kg/dia mais um ano

Fonte: SBP, 2018.[6]

Outra mudança proposta pelo DC de Nutrologia da SBP 2018 foi o ponto de corte da ferritina que passa a ser de 30 ng/mL.[6]

A Academia Americana de Pediatria recomenda, aos 12 meses de idade, a triagem para deficiência de ferro sem anemia (dosagem de ferritina) e deficiência de ferro com anemia (hemograma); caso se constate deficiência, o tratamento é realizado com 3 a 5 mg de ferro elementar/kg de peso/dia.[1,2]

Zinco

Sua ação biológica no crescimento, no desenvolvimento cognitivo, na reparação tissular e replicação celular torna-o um elemento de grande importância para o organismo, particularmente para o sistema imunológico. É o segundo elemento-traço mais abundante no corpo humano.[1,2]

O diagnóstico da deficiência de zinco é realizado pela presença das manifestações clínicas sugestivas, como dermatites rebeldes ao tratamento convencional, queda de cabelo e alopecia, cicatrização deficiente, infecções de repetição, diarreia de repetição, perda do paladar e gustação, atrasos no crescimento e a constatação de dieta carente no inquérito alimentar.[1,2]

A dosagem sérica de zinco pode ser útil, embora não reflita com segurança o real estado nutricional com relação ao mineral. A prova terapêutica pode ser realizada utilizando-se o zinco na dosagem de 1 mg/kg/dia e observando-se a resposta clínica em 5 a 10 dias de uso. No tratamento da carência, utiliza-se a dose de zinco elementar, 1 a 2 mg/kg/dia por via oral e com a correção dietética adequada; na diarreia aguda, 20 mg/dia para crianças acima de 6 meses de idade e metade da dose para aquelas abaixo dessa idade.[1,2]

Vitamina A

A hipovitaminose A é a principal causa de cegueira evitável do mundo e, mesmo nos casos mais leves, pode gerar comprometimento do sistema imunológico e aumento da morbidade e mortalidade infantil.

O Brasil criou o *Programa de Suplementação de Vitamina A* para combater a deficiência dessa vitamina (megadose única para crianças de 6 a 12 meses de 100.000 UI e para crianças de 12 a 72 meses, 200.000 UI), lembrando a relação local/regional do risco-benefício: hipertensão intracraniana *versus* risco de mortalidade por pneumonia, diarreia e sarampo.

Apesar dessa iniciativa, a prevalência de hipovitaminose A segue elevada no Brasil e indica a necessidade de mais ações que fomentem o maior consumo desse nutriente pelas crianças brasileiras.[1,2]

Vitamina E

A vitamina E, nomenclatura empregada para descrever os compostos com atividade biológica de alfatocoferol, é um micronutriente lipossolúvel de extrema importância nos estágios iniciais da vida, pois atua na defesa contra a toxicidade do oxigênio no ambiente extrauterino e apresenta restrita transferência placentária para o feto durante o período gestacional.

Sendo assim, o leite materno torna-se responsável por suprir a demanda dessa vitamina para o neonato nesse período inicial e durante a lactação, protegendo-o do desenvolvimento dos sinais e sintomas relacionados a sua deficiência, como a anemia hemolítica, a displasia broncopulmonar, as disfunções neurológicas e o aumento da mortalidade neonatal.

Um estudo brasileiro recente determinou a concentração de alfatocoferol no leite materno em diferentes períodos de lactação: leite colostro (n = 100), leite de transição (n = 77) e leite maduro (n = 63) no seguimento da lactação.

Os resultados surpreenderam, mostrando que os níveis de alfatocoferol no leite diminuíram com a progressão da lactação, o leite maduro forneceu menores quantidades da vitamina E que a *Dietary Reference Intake* (DRI) preconizada, de 4 mg/dia de vitamina E (alfatocoferol) para crianças entre 0 e 6 meses de vida. Veja os resultados na Figura 19.2.[7]

Vitamina D

A deficiência de vitamina D é um dos distúrbios nutricionais mais frequentes em todo o mundo, estimando-se que 1 bilhão de pessoas sofram de insuficiência ou deficiência dessa vitamina. No Brasil, embora a maioria da população resida em regiões de adequada exposição solar, a hipovitaminose D é um problema comum que acomete crianças e adolescentes.[1,2]

A insuficiência e a deficiência de vitamina D são comuns em lactentes alimentados exclusivamente ao seio, principalmente se nascidos prematuros. Os períodos de crescimento acelerado do esqueleto, como nos lactentes entre 0 e 12 meses de idade e nos adolescentes entre 9 a 18 anos, são particularmente vulneráveis ao desenvolvimento da hipovitaminose D; nos adolescentes, acrescente-se o fato de estarem no período de pico de formação da massa óssea, merecendo um aporte diferenciado de cálcio (1.300 mg/dia) mais vitamina D.[1,2]

Os principais consensos nacionais e internacionais são unânimes em recomendar a triagem para hipovitaminose D apenas para grupos de risco, não recomendando a triagem universal.[1,2]

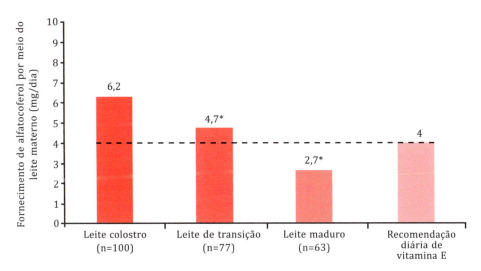

Figura 19.2 – *Níveis de alfatocoferol no leite materno em diferentes fases, pareados com a DRI.*

* Diferenças estatisticamente significativas em comparação ao leite colostro (p<0,0001), ANOVA, pós-teste Tukey.

Fonte: adaptada de Silva et al., 2017.[7]

A dose preventiva universal de 400 UI para lactentes de 0 a 12 meses e 600 UI para aqueles maiores de 1 ano de idade foi discutida no Congresso da Academia Americana de Pediatria em Chicago, em 2017,[8] e falou-se muito na individualização de dose, com os pesquisadores argumentando que um lactente afrodescendente necessita de um aporte maior que um caucasiano ou, no caso de um obeso, mais que um eutrófico (vitamina D é lipossolúvel e sequestrada pelo tecido adiposo).

Temos muito a estudar e pesquisar, e o consumo alimentar de crianças brasileiras é marcado por prevalências elevadas de inadequação no consumo de vários micronutrientes. Essas inadequações não se apresentam apenas sob o aspecto da deficiência, mas também pelos excessos calóricos (salgadinhos, frituras, biscoitos, doces, refrigerantes, farináceos no leite etc.).

Devemos sempre nos lembrar de que o hábito alimentar é estabelecido nos primeiros anos de vida e repercute nas práticas alimentares e no estado de saúde e nutrição ao longo da vida, e o grande maestro para coordenar bons hábitos é o pediatra.

Referências

1. Weffort VR, Lamounier JA. Carências Nutricionais. In: Nutrição em pediatria. 2. ed. Barueri: Manole; 2017. p. 221-305.
2. Fernandes TF. Deficiência de vitaminas e minerais. In: Pediatria ambulatorial: da teoria à prática. Barueri: Atheneu; 2016. p. 227-335.
3. Caetano MC, Ortiz TT, Silva SG, Souza FI, Sarni RO. Complementary feeding: inappropriate practices in infants. J Pediatr (Rio J). 2010;86:196-201.
4. Weffort VRS. Aleitamento materno. In: Nogueira-de-Almeida CA, Mello ED, editors. Nutrologia Pediátrica. Barueri: Manole; 2016. p. 46-55.

5. Brasil – Ministério da Saúde. Secretaria de Atenção à Saúde. Departamento de Ações Programáticas e Estratégicas. II pesquisa de prevalência de aleitamento materno nas capitais brasileiras e Distrito Federal/ Ministério da Saúde. Secretaria de Atenção à Saúde. Departamento de Ações Programáticas e Estratégicas. Brasília: Ministério da Saúde; 2009 [cited 2018 Jul 12]. Avaliable from: http://bvsms.saude.gov.br/bvs/publicacoes/pesquisa_prevalencia_aleitamento_materno.pdf.
6. SBP – Departamento de Nutrologia e Hematologia-Hemoterapia. Consenso sobre anemia ferropriva: mais que uma doença, uma urgência médica [cited 2018 Jul 12]. Available from: http://www.sbp.com.br/publicacoes/publicacao/pid/consensos-e-diretrizes/.
7. Silva ALCD, Ribeiro KDDS, Melo LRM, Bezerra DF, Queiroz JLC, et al. Vitamina E no leite humano e sua relação com o requerimento nutricional do recém-nascido a termo. Rev Paul Pediatr. 2017;35:158-64.
8. American Academy of Pediatrics – Section on Endocrinology. October 2, 2017. Avoid ordering Vitamin D concentrations routinely in otherwise healthy children, including children who are overweight or obese [cited 2018 Jul 12]. Available from: http://www.choosingwisely.org/clinician-lists/aap-soen-routine-vitamin-d-concentrations-in-healthy-children/.

Capítulo 20

Um momento crítico: a transição entre o aleitamento materno e a dieta sólida

Tadeu Fernando Fernandes
Moises Chencinski

Neste livro, inclusive neste capítulo, falamos insistentemente sobre a importância do aleitamento materno exclusivo desde a sala de parto até os 2 anos ou mais, sendo exclusivo até o 6º mês.[1] Entretanto, a teoria esbarra em situações que precisam ser contornadas no dia a dia da puericultura:[1]

- A mulher participa ativamente do mercado do trabalho, tendo papel significativo na renda familiar. Em muitos casos, é a principal ou única responsável pela criação dos filhos e, em outros, é o arrimo da família. Assim, a volta ao trabalho aos 4 ou 6 meses do bebê é inevitável e pode ser inadiável.
- Como conciliar a volta ao trabalho com os cuidados alimentares do lactente?

Direitos trabalhistas da mulher lactante

nós, pediatras, precisamos conhecer algumas definições e leis trabalhistas para orientar a lactante. A Constituição Federal de 1988 garante às mulheres com contrato de trabalho diversos benefícios, a saber:[1]

- **Licença-maternidade**: a Constituição de 1988 garante a todas as mulheres trabalhadoras sob o regime CLT o direito a 120 dias de licença. A Lei n. 11.770, publicada em 2008, mediante concessão de incentivo fiscal, estimula as empresas cidadãs a ampliarem a licença-maternidade de suas trabalhadoras para 6 meses.[2]
- **Creche ou berçário:** os estabelecimentos em que trabalham pelo menos 30 mulheres com mais de 16 anos de idade deverão ter local apropriado, onde seja permitido às empregadas deixar, sob vigilância e assistência, seus filhos durante o período de amamentação. Ficam as empresas e os empregadores autorizados a adotar o sistema de reembolso-creche,

em substituição à exigência de creche no local de trabalho. A exigência também pode ser suprida por meio de creches distritais mantidas por convênios com a empresa, com outras entidades públicas e privadas ou a cargo do Sesi, do Sesc e entidades sindicais.
- **Pausas para amamentar**: a mulher tem o direito a dois descansos especiais de meia hora cada um, durante a jornada de trabalho, para amamentar seu filho até os 6 meses de idade, que não se confundirão com os intervalos normais para repouso e alimentação.
- **Atestado médico:** os períodos de licença antes e depois do parto poderão ser aumentados em mais duas semanas cada um, mediante apresentação de atestado médico. Deve-se citar no atestado: "segundo o art. 392 da CLT parágrafo 2...".
- **Prorrogação de licença-maternidade**: quando a saúde do filho exigir, o período de 6 meses poderá ser aumentado, a critério do médico (art. 396, parágrafo único).[1]

Como manter a amamentação quando a mãe for trabalhar?

A produção de leite ocorre de acordo com a demanda da criança. Na ausência de sucção, é essencial esvaziar as mamas, extraindo o leite em intervalos regulares. Assim, é importante dar o peito sempre que estiver com o bebê. A prolactina é liberada mais à noite. Então, amamentar durante a noite ajuda a manter uma boa produção de leite.[1]

Nos últimos 15 dias da licença, o pediatra deve orientar a retirada do leite materno, por meio da extração manual, e alertar sobre a importância da higiene da coleta e estocá-lo no *freezer* ou congelador, de preferência em pequenas quantidades, para que haja um estoque pronto a ser dado ao bebê quando ocorrer a volta ao trabalho.[3] A opção ideal é a oferta do leite materno no copinho, que requer uma técnica especial (recomende o vídeo da SBP no *YouTube*: "Técnica do copinho SBP").[4] Não se recomenda o uso de mamadeiras ou seringas.[1]

O prazo de validade do leite cru é de 12 horas na geladeira e de 15 dias no *freezer* ou congelador. Um dica prática é estimular, desde as primeiras semanas de amamentação, a doação para bancos de leite materno; no fim da licença maternidade, a mãe estará segura e terá prática para coleta e armazenamento.[1]

Quando o bebê completar 6 meses, estará pronto para receber alimentos semissólidos. Está na hora da alimentação complementar à amamentação.[1]

Alimentação complementar

A alimentação fornecida depois dos 6 meses é chamada de alimentação complementar ao leite materno, e é composta de frutas e papa principal. A papa pode ser oferecida à criança no horário do almoço e/ou jantar, sem muita rigidez de horários, respeitando-se a vontade da criança, preferencialmente com os pais presentes, sem TV ou mídia eletrônica durante a refeição.[5]

Historicamente, o suco de frutas foi recomendado como fonte de vitamina C e água para lactentes saudáveis, à medida que suas dietas se expandiam para incluir alimentos sólidos com maior carga de soluto renal. Também foi recomendado às crianças com constipação. Entretanto, ele tem potenciais efeitos prejudiciais. O alto teor de açúcar no suco contribui para o aumento do consumo de calorias, eleva a glicemia e induz à programação metabólica para obesidade futura, além do risco de cárie dentária.[5]

Um documento de 2017 da Academia Americana de Pediatria referencia o que a SBP já recomendava: sucos são proscritos antes de 1 ano de idade. Em vez de suco, recomendamos frutas (todas, sem restrição) raspadas, raladas ou amassadas. Após 1 ano de idade, para compor o lanche saudável da escola, em vez de sucos industrializados ou refrigerantes, incluir o suco de frutas, 150 mL ao dia, entre 1 e 6 anos, segundo recomendações da SBP.[6]

Entre o 6º e o 7º mês, os seguintes grupos alimentares devem ser introduzidos à papa principal: cereal ou tubérculo, alimento proteico de origem animal, leguminosas e hortaliças. Desde a primeira papa, todos os grupos alimentares devem estar presentes. Nesse início, podem-se misturar os componentes, para facilitar a aceitação dos alimentos. À medida que o bebê vai aceitando a alimentação pastosa, sugere-se separar os alimentos, amassá-los com o garfo e oferecê-los individualmente para que o lactente aprenda a desenvolver preferências e paladares diversos.[5]

A monotonia alimentar faz que a criança recuse a alimentação, além de não fornecer todos os nutrientes necessários ao crescimento e ao desenvolvimento.[7] Em média, são necessárias de 8 a 15 exposições ao alimento para que ele seja plenamente aceito pela criança.[5] O Quadro 20.1 traz um resumo dos grupos alimentares básicos na papa principal.

Quadro 20.1. Grupos alimentares básicos na papa principal	
Cereal ou tubérculo (cereais são sementes ou grãos comestíveis das gramíneas)	• Cereal: arroz, milho, macarrão • Tubérculo: batata, mandioca, inhame, cará
Leguminosas	• Feijão, soja, ervilha, grão-de-bico, lentilha
Proteína animal	• Carne de boi, frango, peixe ou porco • Vísceras (coração, moela, exceto fígado) • Ovos
Hortaliças **Legumes (as partes comestíveis não são as folhas) e verduras (as partes comestíveis são as folhas)**	• Legumes: cenoura, abóbora, beterraba, chuchu, vagem, berinjela • Verduras: alface, couve, almeirão, espinafre, acelga, serralha etc.

Fonte: Heyman e Abrams, 2017.[5]

No preparo da papa, não refogar os alimentos com óleo, que deve ser adicionado cru na finalização do prato (óleo de canola, girassol, soja ou azeite extravirgem).[5]

Na primeira papa, incluir ovo inteiro (clara e gema), peixes e glúten. Esse é o momento da janela de tolerância imunológica. Ao longo dos últimos anos, estudos observacionais demonstraram que a introdução precoce de alimentos altamente alergênicos pode prevenir o início de alergias.[5] Entende-se que alergia alimentar é reflexo da falha do sistema imune em reconhecer e tolerar antígenos proteicos dos alimentos. Essa falha pode ocorrer durante o período de introdução alimentar, impedindo a aquisição inicial da tolerância.[7]

A tolerância oral não "nasce" pronta, pelo contrário, é um processo ativo que é desenvolvido, estimulado e aprendido após o nascimento. O recém-nascido nasce com o sistema imune imaturo, e suas funções precisam ser adequadamente estimuladas para que tenham um desenvolvimento saudável.[7]

Para a tolerância se desenvolver, são necessários dois sinais: o primeiro dado pela apresentação do antígeno, e o segundo, pelas citocinas do microambiente imunológico, que sinalizarão qual será a via de diferenciação do linfócito (Th2 que favorece a alergia *versus* Th1 e T-regulador contra a alergia).[9]

Impedir o contato com as proteínas no tempo da janela de tolerância imunológica, que acontece por volta do 6º mês de vida, esperando que a criança cresça e depois "tolere" melhor o alimento, é uma prática desfavorável e associada à maior incidência de alergia alimentar.[7]

Diante do exposto, fica evidente a importância de uma boa puericultura e do preparo do pediatra, para orientar os pais sobre os benefícios do aleitamento materno e o tempo certo, qualidade, quantidade e oportunidades para início da alimentação complementar, fundamentais nessa primeira infância para o crescimento, o desenvolvimento e a saúde futura de nossas crianças.

Referências

1. Brasil – Ministério da Saúde. Secretaria de Atenção à Saúde. Departamento de Ações Programáticas Estratégicas. Cartilha para a mãe trabalhadora que amamenta. Brasília: Ministério da Saúde; 2010. Available from: http://bvsms.saude.gov.br/bvs/publicacoes/cartilha_mae_trabalhadora_amamenta [cited 2018 Jul 12]. Available from: http://www.planalto.gov.br/ccivil_03/constituicao/constituicaocompilado.htm.
2. Brasil – Presidência da República. Decreto-lei n. 5.452, de 1º de maio de 1943 [cited 2018 Jul 12]. Available from: http://www.planalto.gov.br/ccivil_03/decreto-lei/Del5452compilado.htm.
3. Brasil – Ministério da Saúde. Cartilha da mulher trabalhadora que amamenta [cited 2018 Jul 12]. Available from: http://bvsms.saude.gov.br/bvs/publicacoes/cartilha_mulher_trabalhadora_amamenta.pdf.
4. Sociedade Brasileira de Pediatria. Manual de orientação para a alimentação do lactente, do pré escolar, do adolescente e na escola/Sociedade Brasileira de Pediatria. Departamento de Nutrologia. 3. ed. Rio de Janeiro: SBP; 2012.
5. Heyman MB, Abrams SA. Fruit juice in infants, children, and adolescents: current recommendations AAP Committee on Nutrition. Pediatrics [serial on the Internet]. 2017;139:1-10 [cited 2017 Dec.]. Available from: http://pediatrics.aappublications.org/content/early/2017/05/18/peds.2017-0967.
6. Brasil – Ministério da Saúde. Secretaria de Atenção à Saúde. Departamento de Ações Programáticas e Estratégicas. II pesquisa de prevalência de aleitamento materno nas capitais brasileiras e Distrito Federal/ Ministério da Saúde. Secretaria de Atenção à Saúde. Departamento de Ações Programáticas e Estratégicas. Brasília: Ministério da Saúde; 2009 [cited 2018 Jul 12]. Avaliable from: http://bvsms.saude.gov.br/bvs/publicacoes/pesquisa_prevalencia_aleitamento_materno.pdf.
7. Yang A. Prevenção e tratamento de alergia alimentar: foco na tolerância oral. Ped Mod. 2015;51:203-4.

Capítulo 21

Novos métodos alimentares

Tadeu Fernando Fernandes
Cristina Helena Lima Delambert Bizzotto

O pesquisador do Instituto Nacional Francês de Pesquisa em Alimentos Anthony Fardet, quando questionado sobre sua opinião aos novos métodos alimentares, disse: "Vocês tendem a querer respostas pretas e brancas sobre nutrição e têm dificuldade em entender a questão da dúvida, inerente à ciência, o que gera mal-entendidos entre leigos e cientistas". Concluiu: "Não é a ciência que muda de ideia, é o conhecimento que vai sendo adquirido aos poucos".[1]

A introdução de novos alimentos deve ter como base a maturidade fisiológica e de desenvolvimento motor, em combinação com o entendimento das necessidades de nutrientes para o rápido crescimento da criança.[2]

Por volta do 5º mês de vida do lactente, pode ser observado um padrão primitivo de mastigação. Essa função, inicialmente reflexa, aparece sob a forma de mordida repetitiva, caracterizada por mordida fásica e estereotipada.[2]

Nesse momento, ainda é comum a sucção no auxílio da mastigação de alimentos semissólidos. Esse modelo de mastigação é descrito como *munching* (amassamento do alimento).[2]

Nessa fase, não há eficiência de mastigação para todo tipo de alimento. Por volta dos 9 meses de idade, inicia-se a capacidade de rolar o alimento na cavidade oral antes de deglutí-lo. É nessa ocasião que surge a combinação de movimentos verticais voluntários com movimentos diagonais e rotatórios de mandíbula, transferindo-se o alimento da lateral ao centro da cavidade oral, e vice-versa. Nesse estágio do desenvolvimento da criança, é fundamental a introdução de diferentes sabores e texturas, com pedaços semissólidos, ocasião em que ela pode ser capaz de receber refeição semelhante à da família.[2]

O Departamento de Nutrologia da Sociedade Brasileira de Pediatria (SBP), em publicação de 2017 sobre a introdução da alimentação complementar e o método BLW (*Baby-led Weaning*), resumiu de modo brilhante, na Figura 21.1, o passo a passo do desenvolvimento dos lactentes e seus comportamentos alimentares.[2]

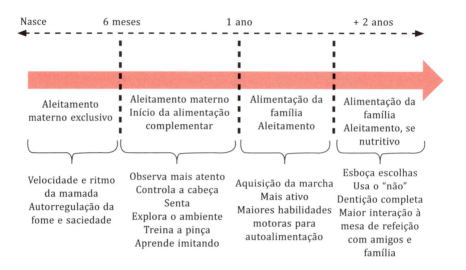

Figura 21.1 – *O desenvolvimento dos lactentes e seus comportamentos alimentares.*
Fonte: SBP, 2017.²

Em novembro de 2017, recebemos no Brasil para palestras as agentes norte-americanas de saúde Gill Rapley e Tracey Murkett, criadoras de um novo método de transição alimentar denominado BLW (*Baby-led Weaning*, ou "Desmame Guiado pelo Bebê"), que consiste, basicamente, em oferecer alimentos em pedaços, permitindo que o bebê faça suas escolhas e se sirva sozinho.³

Elas mostraram as diferenças de conceitos na fase de introdução alimentar pelo método tradicional e por esse método (BLW), que na realidade não é novo, pois muitos pais já usavam – a novidade ficou em normatizar e falar sobre esse tema.³

Entre os mitos, os medos e o desconhecimento encontra-se a base no respeito e na observação do desenvolvimento da criança. Como está descrito nas páginas do livro publicado por elas:

> "Se o bebê consegue se sentar com pouca ou nenhuma ajuda, esticar os braços para pegar as coisas e levá-las a sua boca rapidamente com precisão, e se estiver roendo seus brinquedos e fazendo movimentos de mastigação, então tudo indica que ele está pronto para explorar os alimentos sólidos".³

A perda do reflexo de protrusão de língua, na fase em que o bebê senta adequadamente, associada às recomendações de aleitamento materno exclusivo até o 6º mês, demonstra que o desmame, analisado como a introdução de outro tipo de alimento que não o leite materno, acontecerá naturalmente e será seguido de "permissão" para que a criança tenha a oportunidade de levar a comida à boca sozinha, sob supervisão de um adulto.⁴

Se um alimento sólido for oferecido ao bebê antes dos 6 meses, a densidade de nutrientes será pequena no volume aceito, o sistema digestório do bebê não estará no momento adequado para aproveitar os nutrientes desses alimentos, e pode ocorrer uma diminuição da aceitação do leite e riscos de infecções e alergias alimentares.⁴ *Timing*, técnica, prontidão e conhecimento, além do aleitamento materno exclusivo até o 6º mês, são, segundo as autoras, fundamentais para o sucesso do BLW.⁴

Embora muitos estudos tenham versado sobre quando introduzir alimentos sólidos na dieta de uma criança, há uma escassez de evidências sobre o impacto de diferentes métodos de alimentação complementar em relação às preferências alimentares futuras e suas repercussões na saúde em longo prazo.[4]

O BLW pode se adequar à maioria das crianças e está associado à redução da ansiedade materna sobre a etapa da alimentação complementar, pois consiste em um estilo de alimentação cujo controle materno é menos estressante.[4]

Em artigo publicado em 2012, Ellen Townnsend e Nicola J. Pitchford correlacionaram a influência de diferentes estilos de alimentação complementar sobre a preferência alimentar, o índice de massa corporal (IMC) e o "comer seletivo" (*pick eater*) na primeira infância.[5] Os pais (n = 155) foram recrutados por meio do Laboratório Infantil de Nottingham e de sites relevantes da internet e preencheram um questionário a respeito:[5]

- Alimentação infantil e estilo de alimentação complementar (BLW = 92; alimentados com colher = 63; faixa etária: 20 a 78 meses)
- Referências da criança para 151 alimentos (analisadas por categorias de alimentos comuns, por exemplo, carboidratos, proteínas e laticínios).
- Exposição (frequência de consumo): dados de preferência de alimentos e exposição foram analisados utilizando uma amostra pareada caso-controle para explicar o efeito da idade na preferência alimentar.
- Todas as outras análises foram realizadas com o conjunto da amostra.[5]

Em comparação com o grupo alimentado com colher, o grupo BLW demonstrou:
- Aumento significativo no gosto por carboidratos (outras diferenças em preferências não foram encontradas).
- Carboidratos (na forma mais inteira) foram os alimentos preferidos em comparação com alimentos doces e açucarados, que foram a principal escolha no grupo das crianças alimentadas com colher.
- A relação entre a preferência e a exposição não foi influenciada pelo *status* socioeconômico, apesar de um aumento do gosto pelos legumes ter sido encontrado em classes sociais mais abastadas.

Houve um aumento da incidência de baixo peso no grupo BLW e obesidade no grupo alimentado com colher.[5]

Não foram encontradas diferenças no "comer seletivo" (*pick eater*) entre os dois grupos estudados.[5]

Muito embora sejam resultados animadores com relação a um possível papel na prevenção da obesidade, é importante que novos estudos, bem delineados, pareados por idade, caso-controle e com amostras maiores sejam desenvolvidos para sedimentar esses achados.[4]

É graças a evidências científicas consistentes que se tem segurança em indicar um método de alimentação complementar inovador, e não apenas seguir mais uma tendência que pode ser transitória, ineficaz ou mesmo insegura e que venha a figurar como mais um modismo.[4]

Para finalizar, repetimos a frase do Professor Anthony Fardet citada no início deste capítulo:[1] "Não é a ciência que muda de ideia, é o conhecimento que vai sendo adquirido aos poucos".

Referências

1. Fardet A. Les faux aliments sont la première cause de décès dans les pays occidentaux [cited 2018 Jun 1]. Available from: https://www.lanutrition.fr/anthony-fardet-les-faux-aliments-sont-la-premiere-cause-de-deces-dans-les-pays-occidentaux.

2. Sociedade Brasileira de Pediatria [homepage on the Internet]. Departamento Científico de Nutrologia. A alimentação complementar e o método BLW (*Baby-Led Weaning*). Guia prático de atualização n. 3. [cited 2017 Dec 1]. Available from: http://www.sbp.com.br/departamentos-cientificos/nutrologia-e-suporte-nutricional/.
3. Rapley G, Murkett T. Baby-led weaning: the essential guide to introducing solid foods and helping your baby to grow up a happy and confident eater. The Experiment 2010.
4. Leite CA. O que pode haver de repercussão quando a escolha da alimentação complementar é gerenciada pelo bebê [cited 2017 Dec 1]. Available from: https://www.nestlenutrition-institute.org/country/br/publicacoes/publicacoes-internacionais/publicacoes/o-que-pode-haver-de-repercuss%C3%A3o-quando-a-escolha-da-alimenta%C3%A7%C3%A3o-complementar-%C3%A9-gerenciada-pelo-beb%C3%AA.
5. Townsend E, Pitchford NJ. Baby knows best? The impact of weaning style on food preferences and body mass index in early childhood in a case-controlled sample. BMJ Open. 2012;2:123-35.

Capítulo 22

Alimentações alternativas: vegetarianos, veganos e macrobióticos

Renata Rodrigues Aniceto
Tadeu Fernando Fernandes

Cada vez mais encontramos em nossos consultórios, a demanda de famílias em busca de mais saúde para suas crianças por meio de dietas alternativas e, muitas vezes, restritivas. Acreditam que os benefícios são decorrentes do fato de que essas dietas contêm baixo teor de gorduras saturadas e colesterol e maior conteúdo de fibras, antioxidantes e fitoquímicos. Entretanto, sabemos que, tão logo as crianças iniciem essas dietas não convencionais e restritivas, maiores serão as probabilidades de ocorrerem carências nutricionais.

Uma pesquisa do Instituto Brasileiro de Opinião Pública (Ibope) realizada em outubro de 2012 revelou que 15,2 milhões de brasileiros se declararam vegetarianos, o que corresponde a 8% da população brasileira com mais de 18 anos.[1]

Definições[2]

Dieta macrobiótica

A dieta macrobiótica está relacionada a alimentos naturais, com pouco ou nenhum processamento. A comida é comparada com as características da filosofia chinesa, o Yin e Yang, representando sempre os opostos. Nessa dieta, a preferência é por comidas cultivadas localmente, plantadas e preparadas da maneira tradicional. Dieta com base principalmente nestes alimentos: grãos, vegetais, feijões, soja fermentada, sopa, peixes, nozes, sementes e frutas.

Dietas vegetarianas

Podem ser classificadas de acordo com o consumo de subprodutos animais:
- **ovolactovegetariano:** utiliza ovos, leite e laticínios na alimentação;
- **lactovegetariano:** não utiliza ovos, mas faz uso de leite e laticínios;
- **ovovegetariano:** não utiliza laticínios, mas consome ovos;
- **vegetariano:** não utiliza nenhum derivado animal em sua alimentação;
- **vegano:** não utiliza qualquer alimento derivado de animal em sua alimentação, não utiliza produtos ou roupas contendo esses alimentos nem frequenta qualquer atividade de lazer que seja à custa de exposição animal (p. ex., zoológicos e aquários).[3]

Impacto nutricional[4]

- **Energia:** quanto mais restritiva é a dieta, maior será o volume de alimento para alcançar o aporte ideal, sendo necessário oferecer alimentos mais frequentemente. Em crianças maiores, produtos com mais densidade calórica, como oleaginosas, podem ajudar.[5]
- **Proteína:** a maior fonte de proteína vegetal advém das leguminosas, cereais, nozes e sementes. A ingestão de arroz e feijão fornece todos os aminoácidos essenciais, sendo uma excelente combinação, pois a proteína do arroz é pobre em lisina, mas é uma excelente fonte de aminoácidos sulfurados, como metionina e cistina, e a proteína do feijão é relativamente rica na maioria dos aminoácidos essenciais, especialmente em lisina, mas deficiente em metionina e cistina.
- **Gordura:** consumo menor que 25% proveniente das gorduras pode comprometer o crescimento, e valores abaixo de 15% estão ligados à deficiência de ácidos graxos essenciais (ω-3 e ω-6). São fontes de ômega: os óleos de soja e canola e as sementes de linhaça e chia.
- **Fibras:** crianças veganas podem consumir até 3 vezes mais fibras que o recomendado, o que interfere na absorção de minerais importantes (uma das causas de anemia ferropriva e deficiência de zinco), dada a presença dos fitatos, e também reduz a ingesta de calorias (graças à maior saciedade das fibras).
- **Ferro:** a deficiência de ferro, mesmo sem anemia, está associada a alterações do desenvolvimento neuropsicomotor e do sistema imune e diminuição da capacidade de trabalho. A carência de ferro é muito prevalente na criança vegetariana. O ferro heme (carnes) é altamente biodisponível (aproximadamente 40%), fato que não ocorre no ferro não heme, que tem menor biodisponibilidade (5 a 10%, no máximo).
- **Zinco:** crucial para o crescimento e o desenvolvimento, é cofator de inúmeras enzimas e componente estrutural de células. Metade do zinco corporal é de origem animal, e sua deficiência provoca alopecia, retardo no crescimento e desenvolvimento e suscetibilidade a infecções. Alimentos ricos em zinco são cereais, grãos integrais, soja, feijões e lentilha, porém, com biodisponibilidade menor, em razão da presença de fitatos e fibras.
- **Cálcio:** na impossibilidade do aleitamento materno, orienta-se fórmula infantil à base de proteína hidrolisada de arroz ou isolada de soja. Vegetais como brócolis, couve, quiabo, nabo, soja e alimentos fortificados podem ser fontes de cálcio, mas é preciso sempre verificar sua biodisponibilidade, que, geralmente, é pequena. Alimentos ricos em oxalato (espinafre, beterraba, batata doce e feijões) e em fitatos (sementes, grãos, nozes e isolados de soja, feijão) diminuem a absorção de cálcio, e os carboidratos e a vitamina C melhoram essa absorção.

- **Vitamina A:** frutas e vegetais amarelo-escuros, ricos em betacaroteno, como cenoura, manga, mamão, damasco, abóbora, tomate, ervilha e batata-doce, suprem os requerimentos diários se na dieta houver o consumo variado desses alimentos.
- **Vitamina B2:** são fontes de riboflavina: aspargo, banana, feijão, brócolis, figo, couve, lentilha, ervilhas, *tahine* ("manteiga" de gergelim), batata-doce, tofu e germe de trigo.
- **Vitamina B12:** está presente nas carnes bovinas, suínas, de aves, de peixes, nos ovos, nas vísceras, e em menor quantidade nos leites e derivados, estando ausente nos vegetais. Porém, vegetarianos estritos são grupo de risco para deficiência, e a isso se soma o fato de consumirem quantidades maiores de alimentos ricos em ácido fólico, podendo mascarar os sintomas hematológicos da deficiência de B12: a anemia megaloblástica.
- **Vitamina D:** no vegetarianismo a suplementação pode ser na forma de ergocalciferol ou D2, de origem vegetal, ou colecalciferol D3 de origem animal e sintetizado a partir da irradiação ultravioleta do sol.

Conclusões

O aleitamento materno deve ser estimulado e encorajado em todas as mães. A orientação para a introdução alimentar é a mesma para todas as famílias, entretanto, o desmame é um momento de risco nutricional maior para as famílias que optam pelo vegetarianismo. O pediatra deve estar preparado para orientar a família, inicialmente, sobre a real importância de oferecer a crianças e adolescentes a alimentação convencional, visto que, se em equilíbrio, garantirá o adequado aporte nutricional para o crescimento e o desenvolvimento neuropsicomotor. Mediante a opção familiar por alimentação não convencional, devemos conhecer as possíveis carências nutricionais, aplicar as orientações e substituições alimentares iniciais, prescrever as suplementações (as principais são: ferro, zinco, cálcio, vitaminas B1, B2, B6, B12 e D) e encaminhar o paciente aos cuidados de nutrólogos e nutricionistas.

Referências

1. Vista-se [homepage on the Internet]. IBOPE 2012: 15,2 milhões de brasileiros são vegetarianos [cited 2017 Dec 12]. Available from: https://www.vista-se.com.br/ibope-2012-152-milhoes-debrasileiros-sao-vegetarianos/.
2. Brasil – Ministério da Saúde. Secretaria de Atenção à Saúde. Departamento de Ações Programáticas e Estratégicas. II pesquisa de prevalência de aleitamento materno nas capitais brasileiras e Distrito Federal/ Ministério da Saúde. Secretaria de Atenção à Saúde. Departamento de Ações Programáticas e Estratégicas. Brasília: Ministério da Saúde; 2009. Avaliable from: http://bvsms.saude.gov.br/bvs/publicacoes/pesquisa_prevalencia_aleitamento_materno.pdf.
3. Renda M, Veget PF. Vegetarian diets in children and adolescents Pediatri Rev. 2009;30:e1-8.
4. Sociedade Brasileira de Pediatria [homepage on the Internet]. Departamento de Nutrologia. Guia prático de atualização: vegetarianismo na infância e adolescência [cited 2017 Jun 17]. Available from: http://www.sbp.com.br/imprensa/detalhe/nid/vegetarianismo-na-infancia-e-adolescencia/.
5. Anvisa – Agência Nacional de Vigilância Sanitária. Resolução da Diretoria Colegiada RDC n. 45, de 25 de setembro de 2014.

Capítulo 23

Alimentos xenobióticos, corantes e açúcares

Renata Rodrigues Aniceto
Tadeu Fernando Fernandes

Neste capítulo, apresentaremos as principais modificações sofridas pelos alimentos até chegarem às casas das famílias, seu impacto e como devemos nos adaptar e realizar melhores escolhas alimentares no cenário atual.

Xenobióticos

Conjunto de produtos estranhos à composição normal de um alimento ou da água, como medicamentos veterinários, antibióticos, aditivos sintéticos utilizados em materiais de embalagens, produtos provenientes da irradiação alimentar, praguicidas, hidrocarbonetos policíclicos aromáticos, flavonoides, bifenilas policloradas, produtos de cloração da água e metais pesados, como chumbo, cádmio e mercúrio, que integram uma longa lista de contaminantes.[1]

Segundo o Comitê de Especialistas da Food and Agriculture Organization (FAO) e Organização Mundial da Saúde (OMS):[1]

- A ingestão de alimentos contaminados por anabolizantes pode provocar o aparecimento de puberdade precoce, crescimento ósseo e câncer de fígado e pâncreas.
- A retenção de xenobióticos pode gerar resíduos com toxicidade variável, causando lesões celulares decorrentes da produção de radicais livres e danos oxidativos.
- Os xenobióticos podem se ligar a sítios celulares, normalmente ocupados por hormônios, causando efeitos neurotóxicos, imunotóxicos e comportamentais nos seres humanos e podendo afetar o sistema nervoso central de crianças e produzir alterações irreversíveis em seu desenvolvimento.

Praguicidas

A principal via de contaminação é ocupacional, correspondendo a 80% das intoxicações. O ambiente é contaminado pela dispersão desses produtos para o solo, os lençóis freáticos e a atmosfera, e a população pode ser afetada pelo consumo de água e alimentos contaminados. A toxicidade mais relatada em animais de experimentação é a do sistema nervoso central e periférico.[2]

Metais pesados

- **Alumínio:** resultam da utilização de utensílios de alumínio, como latas e panelas, e podem ser encontrados em medicamentos como antiácidos, em tubos de dentifrício, edulcorantes e no sulfato de alumínio utilizado para o tratamento da água.
- **Cádmio:** é encontrado em praguicidas, na fumaça do cigarro e em alguns aditivos alimentares.
- **Mercúrio:** a contaminação de peixes e mariscos por metais pesados geralmente se dá por meio da contaminação ambiental.

Os resíduos de metais pesados, como o chumbo, acumulam-se no organismo, ocasionando alterações hematológicas e no sistema nervoso central e periférico, gerando hiperatividade e podendo interferir na absorção de cálcio, ferro e cobre. A intoxicação crônica está associada a distúrbios de aprendizado, hiperatividade e, mais recentemente, tem sido associada ao desenvolvimento da doença de Alzheimer. Também podem afetar o sistema hematopoiético e o fígado.[2]

Aditivos de plásticos

São encontrados nas embalagens e em rolos de PVC utilizados para cobrir alimentos. As moléculas desses produtos não estáveis migram das embalagens e têm maior afinidade com alimentos gordurosos, mas podem ser encontradas em qualquer alimento industrializado e na água. Aquecido ou congelado, o plástico libera substâncias tóxicas, especialmente o bisfenol A, um produto químico utilizado na fabricação de plásticos e no revestimento interno de latas. Esses aditivos estão associados a doenças cardíacas, *diabetes mellitus*, infertilidade, obesidade, puberdade precoce e câncer em seres humanos. A União Europeia anunciou, em novembro de 2010, sua proibição em mamadeiras plásticas.[2]

Aditivos alimentares

Ingrediente adicionado aos alimentos com o objetivo de modificar suas características físicas, químicas, biológicas ou sensoriais:
- **Nitritos:** encontrados nas carnes para intensificar a cor e a ação bacteriostática.
- **Nitratos:** são compostos presentes em muitos vegetais, como espinafre, beterraba, rabanete e erva-doce, que podem induzir a meta-hemoglobinemia, especialmente em pacientes com deficiência da enzima G-6PD, ou podem ser parcialmente convertidos em nitritos, e estes, em nitrosaminas carcinogênicas. Esses vegetais não devem ser consumidos depois de reaquecimento.
- **Tartrazina:** um corante relacionado a reações alérgicas. Outros corantes, como a benzidina e o laranja B, são associados ao desenvolvimento de câncer de bexiga.[1,2]

Açúcares: principais tipos[3]

- **Mascavo:** açúcar na forma mais bruta, ou seja, passa por menos etapas de filtração e centrifugação. Mantém nutrientes.
- **Demerara:** submetido a refinamento leve, recebendo pouco ou nenhum aditivo químico. Mantém nutrientes.
- **Cristal:** é extraído do caldo de cana-de-açúcar e passa por um refinamento leve, que retira cerca de 90% de seus sais minerais.
- **Refinado:** obtido a partir da diluição do açúcar cristal. Há adição de aditivos químicos (como o enxofre) com o objetivo de torná-lo bem branco. Ausência de vitaminas e minerais.
- **Light:** não tem tanta sacarose como o açúcar refinado e apresenta adição de adoçantes artificias, tais como ciclamato, sacarina e aspartame.
- **Orgânico:** o termo "orgânico" está relacionado ao modo de plantio e à produção livre de agrotóxicos e aditivos químicos, seguindo as tendências de sustentabilidade ambiental.[4]

A nova pediatria deve reconhecer o impacto da alimentação saudável, orientar sobre a maior ingesta de alimentos frescos com adequadas técnicas de higienização e preparo, auxiliar as famílias nas melhores escolhas entre os produtos industrializados e limitar o consumo dos alimentos processados, de sal, açúcar e gorduras.

Referências

1. FAO/WHO. Joint FAO/WHO Expert Meeting to Review Toxicological and Health Aspects of Bisphenol A. Ottawa, Canada: FAO/WHO; 1-5 November 2010.
2. Brasil – Agência Nacional de Vigilância Sanitária. Resolução RE n. 140, de 19 de agosto de 2002. Proíbe em todo o território nacional, o ingresso, a comercialização e a exposição ao consumo, de sobremesas e de balas e similares à base de gelificantes, incluindo mini-copos gelificados que contenham o aditivo INS 425 Goma Konjak (Goma Konjac, Farinha de Konjak, Konnyaku ou Glucomanano de Konjak). Brasília: Diário Oficial da União; 2009. Available from: http://portal.anvisa.gov.br/documents/33916/391619/RE_140_2002.pdf/74ba230e-6658-4316-ac0e-3b7187d23cb6
3. Sociedade Brasileira de Pediatria. Manual de orientação para a alimentação do lactente, do pré-escolar, do adolescente e na escola/Sociedade Brasileira de Pediatria. Departamento de Nutrologia. 3. ed. Rio de Janeiro: SBP; 2012.
4. Joeckel RJ, Phillips SK. Overview of infant and pediatric formulas. Nutr Clin Pract. 2009;24:356-62.

Capítulo 24

O efeito do estresse tóxico no desenvolvimento da criança

Rosa Miranda Resegue
Lygia Border

A saúde e o desenvolvimento da criança resultam da interação entre influências biológicas e ambientais. As experiências, positivas ou negativas, vivenciadas na infância sabidamente influenciam a saúde e o desenvolvimento dos indivíduos por toda a vida.

A ocorrência de experiências adversas durante os primeiros anos de vida aumenta o risco de doenças crônicas, doenças mentais e de comportamentos de risco na idade adulta. Essa relação foi comprovada a partir da publicação, em 1998, do *Adverse childhood experiences study* (ACES), pesquisa em que foram acompanhadas crianças que tinham sido vítimas de abuso e/ou negligência ou que tinham sido criadas em núcleos familiares muito disfuncionais. Os efeitos dessas experiências são cumulativos: quanto maior o número de fatores, maior e mais profundo é o impacto nos indivíduos.[1]

A explicação para esses fatos apoia-se nas pesquisas acerca do neurodesenvolvimento, especificamente nas respostas às situações de estresse. De acordo com sua intensidade, frequência e duração, o estresse pode ser classificado em positivo, tolerável ou tóxico.[2]

No estresse tóxico, ocorre ativação intensa e prolongada das respostas biológicas ao estresse. Essa exposição pode alterar o desenvolvimento cerebral, bem como o funcionamento de outros órgãos, ocasionando danos no aprendizado, no comportamento e na saúde dos indivíduos. A vivência de experiências adversas sem a presença de uma rede de apoio e proteção é uma importante fonte de estresse tóxico.[2]

O cérebro é particularmente sensível ao estresse tóxico, nos períodos em que há maiores transformações, sobretudo na gestação e durante os primeiros anos de vida. A depressão materna durante a gestação, por exemplo, acarreta a produção de grande quantidade de hormônios de estresse, o que afeta negativamente o feto, aumentando o risco de parto prematuro, baixo peso de nascimento e alterações no desenvolvimento e no comportamento da criança.[2]

Os conhecimentos acerca das consequências do estresse tóxico trouxeram novas perspectivas para as ações voltadas à primeira infância; do foco inicial de uma estimulação descontextualizada, direcionada principalmente ao desenvolvimento cognitivo, houve a ampliação para ações de proteção e de promoção de experiências positivas.[2]

Ainda que o maior prejuízo das experiências adversas ocorra na primeira infância, é também nesse período em que há maior possibilidade de intervenções, mudando o curso para um desenvolvimento saudável. Embora sejam muitas as possibilidades de intervenção, há consenso acerca da importância das relações iniciais entre a criança e sua mãe e outros cuidadores.[2]

Para a criança, a existência de uma relação afetuosa e responsiva com seus cuidadores nos primeiros anos de vida pode ser um importante fator protetor. A qualidade das primeiras relações contribui para o desenvolvimento de uma série de competências na infância e em outras idades, como a autoestima e o sentimento de pertencimento, algumas habilidades socioemocionais positivas, como a empatia e a compaixão, o autocontrole, a manutenção de relações afetuosas estáveis e prazerosas e até o prazer em aprender.[2]

Além do afeto e da responsividade a suas necessidades, as crianças necessitam de pais e de outros adultos de seu convívio em quem possam confiar, que demonstrem o quão importantes elas são para eles, que as encorajem, que tenham boas expectativas com relação a elas, que ensinem seus limites de maneira apropriada ao seu processo de desenvolvimento, que promovam e ensinem o aprendizado de competências sociais e emocionais e que favoreçam seu sentimento de pertencimento. A sensação de pertencimento a um grupo social diminui a vulnerabilidade aos eventos negativos.[2]

A saúde de uma criança resulta da interconexão de aspectos físicos, nutricionais, sociais e emocionais. Embora esses aspectos sejam estudados separadamente, relacionam-se mutuamente de maneira dinâmica e interdependente. Tomando como exemplo a empatia, uma habilidade emocional: sua presença influencia na capacidade da criança em manter boas relações com colegas e familiares (habilidade social), e o desenvolvimento dessas duas habilidades influencia positivamente a capacidade da criança em resolver problemas e aprender (habilidades cognitivas).[2]

As primeiras experiências de vida propiciam a formação de milhares de sinapses cerebrais formando a estrutura que apoia todo o processo de desenvolvimento do indivíduo. Cada ser é único porque sua história e a maneira como ele a vivencia vão sendo registradas em seu corpo.[2]

Assim, as intervenções têm como eixo estruturador a promoção dos laços de parentalidade, direcionadas desde ao microambiente em que a criança vive até à construção de políticas públicas. Para que uma família consiga acolher e responder às necessidades de afeto, nutrição e de saúde de seus filhos, é preciso que consigam viver dignamente.[3]

A saúde das crianças está intrinsecamente relacionada à saúde e ao bem-estar de seus pais. Dessa maneira, as intervenções voltadas à diminuição do estresse tóxico têm sido focadas nas populações mais pobres, exatamente as mais vulneráveis a uma série de fatores de risco que favorecem a instalação do estresse, em decorrência da grande iniquidade de oportunidades de acesso a condições dignas de trabalho, moradia, saneamento básico, serviços de saúde e de educação qualificados.[3]

No entanto, as mudanças recentes no modo de vida das famílias, principalmente nos centros urbanos, têm aumentado a vulnerabilidade de todas as crianças ao estresse tóxico. Na atualidade, a criança tem sido cada vez mais reconhecida como objeto de estudo da ciência, à qual cabe o papel de explicá-la e, aos especialistas, como os psicólogos, pediatras, fonoaudiólogos, psicopedagogos e tantos outros, o papel de definir suas necessidades e as regras para sua educação e seu desenvolvimento. Esse fato desencadeou um processo gradual de deslegitimação da autoridade dos pais com relação à educação de seus filhos.

Por outro lado, o confinamento do espaço doméstico acarretou grandes prejuízos à autonomia das crianças e ao seu contato com a diversidade. Nos grandes centros urbanos, crianças e adultos já não se misturam. Os filhos deixaram de se reconhecer como continuidade dos pais e se tornaram estranhos na própria casa. Crianças das classes sociais mais elevadas passam a maior parte do tempo construindo um currículo para a vida adulta, em aulas extracurriculares. Nas classes sociais mais baixas, passam a maior parte do tempo extracurricular trancadas em casa com medo da violência. Para todas elas, a afinidade com novas tecnologias restringiu suas possibilidades de interação ao contato com um outro televisivo remoto e virtual.

Estimativas mundiais apontam que uma entre quatro a cinco crianças e adolescentes apresenta algum transtorno mental. No Brasil, as taxas de prevalência variam entre 7 e 12,7%. Os transtornos ansiosos são os quadros psiquiátricos mais comuns, com uma prevalência em crianças e adolescentes estimada em torno de 9%. Há também a preocupação com a frequência de depressão. Estimativas brasileiras apontam que 0,4 a 3% das crianças apresentam quadros de depressão. Entre crianças e adolescentes americanos, essa prevalência varia de 3 a 5%.[4]

Concluindo, o pediatra pode ter um papel essencial na diminuição do estresse tóxico de todas as crianças, ao dividir com as famílias o que a neurociência tem comprovado. Para o desenvolvimento saudável da criança, mais que uma infinidade de brinquedos e estímulos, o principal fator protetor é o contato amoroso e responsivo de seus pais.[5] Além disso, o pediatra pode atuar lutando para que todas as crianças possam viver, brincar e aprender em um ambiente seguro, estável, protetor e com as mesmas oportunidades de desenvolvimento.[4]

Referências

1. Felitti VJ, Anda RF, Nordenberg D, Williamson DF, Spitz AM, Edwards V, et al. Relationship of childhood abuse and household dysfunction to many of the leading causes of death in adults: the adverse childhood experiences (ACE) study. Am J Prev Med. 1998;14:245-58.
2. Johnson SB, Riley AW, Granger DA, Riis J. The science of early life toxic stress for pediatric practice and advocacy. Pediatrics. 2013;131:319-27.
3. Sege RD, Browne CH. Responding to ACEs with HOPE: Health Outcomes from Positives Experiences. Acad Ped. 2017;17:S79-85.
4. Thiengo DL, Cavalcante MT, Lovisi GM. Prevalência de transtornos mentais entre crianças e adolescentes e fatores associados: uma revisão sistemática. J Bras Psiquiatr. 2014;63:360-72.
5. Joeckel RJ, Phillips SK. Overview of infant and pediatric formulas. Nutr Clin Pract. 2009;24:356-62.

Capítulo 25

Os resultados das intervenções na primeira infância

Rosa Miranda Resegue
Lygia Border

A mudança no perfil epidemiológico e na estrutura das famílias e os recentes conhecimentos sobre o funcionamento do cérebro embasam as transformações no enfoque das ações voltadas à saúde da criança. Se antes a prioridade era a sobrevivência, nos dias atuais, preocupamo-nos em favorecer a qualidade de vida e o desenvolvimento da criança.

Segundo dados da Organização Mundial da Saúde (OMS), na atualidade, ainda há cerca de 200 milhões de crianças menores de 5 anos que não estão se desenvolvendo de acordo com sua potencialidade, a maior parte vivendo nas regiões mais pobres do planeta. Essa perda de potencial de desenvolvimento traz consequências importantes individuais e coletivas, pois ajuda a perpetuar o ciclo de pobreza e iniquidade.[1]

O desenvolvimento do cérebro humano caracteriza-se por uma intensa plasticidade, sobretudo nos primeiros anos de vida. No decorrer de todo o processo de desenvolvimento, inclusive antes do nascimento, o cérebro é influenciado pelas condições ambientais. Durante o primeiro ano, o cérebro de uma criança se desenvolve a uma velocidade estonteante, formando cerca de 700 a 1.000 sinapses por segundo.[2]

Há também o reconhecimento de períodos sensíveis, quando a resposta é mais acentuada para tipos específicos de aprendizado. O cérebro evoluiu para se adaptar em resposta a uma ampla gama de experiências que, durante os primeiros anos, serão o suporte para o rápido e acentuado processo de construção da linguagem, das habilidades cognitivas e das competências socioemocionais. O desenvolvimento cerebral, portanto, não é um processo geneticamente programado. Ele depende das experiências positivas e negativas vivenciadas pelos indivíduos.[2]

A promoção da qualidade dos cuidados nos primeiros anos de vida, em seus mais diversos aspectos, tem sido a base para a maioria das intervenções já publicadas até o momento. A qualidade dos cuidados iniciais pode ser definida pela presença de um ambiente estável, sensível às necessidades de saúde e nutricionais das crianças, responsivo aos seus apelos emocionais, protetor e enriquecido de oportunidades de aprendizado e de interações.[2]

Nessa concepção, os cuidados iniciais são o resultado do entrelaçamento de componentes como os hábitos, atitudes culturais e conhecimentos relacionados aos cuidados do bebê; as oportunidades enriquecedoras de desenvolvimento, como as interações de linguagem e as brincadeiras; a responsividade às necessidades da criança, observada pelo acolhimento, pela capacidade dos cuidadores em reconhecer as demandas da criança, pela confiança estabelecida, pela comunicação sensível e pela estabilidade do ambiente e a segurança, observada pela rotina de vida da criança e pela proteção de agravos.

Nessa perspectiva, as intervenções devem se iniciar desde a concepção e contemplar diversos contextos sociais, como o ambiente familiar, as creches e escolas, a comunidade como um todo e as políticas públicas. No Quadro 25.1 estão enumerados os resultados observados das principais intervenções, de acordo com revisão sistemática publicada na *The Lancet*, em 2017.[3]

Com relação à prevenção, muitas das condições associadas a alterações do desenvolvimento são também causa de mortalidade. Prevenir a instalação desses agravos, portanto, significa também melhorar as condições de sobrevivência infantil, sendo consideradas ações de prevenção a melhoria da assistência à gestante, ao parto e ao período neonatal; a ampliação da cobertura vacinal; a acessibilidade aos serviços de saúde; a melhoria das condições de saneamento, nutrição e moradia; o enfrentamento de uma nova morbidade como os acidentes, a violência, o uso de drogas e as queixas relacionadas ao comportamento.[4]

Portanto, a atenção ao desenvolvimento implica o fomento de ações que visem à criança em suas integralidade e diversidade e que sejam capazes de abarcar os múltiplos olhares dos profissionais envolvidos nos cuidados à criança e à comunidade em seus mais diversos setores, conforme mostrado no Quadro 25.1.

Quadro 25.1. Resumo do impacto das principais intervenções					
Ação	Repercussões positivas no desenvolvimento	Diminuição de agravos nutricionais e do crescimento	Redução da mortalidade	Redução de deficiências e malformações	Diminuição de morbidade grave
Suplementação de iodo antes e durante a gestação	✓	✓	✓	✓	-
Corticoide antenatal para gestantes com risco de parto prematuro	✓	-	✓	-	✓
Sulfato de magnésio para gestantes com risco de parto prematuro	✓	-	-	✓	-
Agentes antiplaquetários para gestantes com risco de pré-eclâmpsia	✓	✓	✓	-	-

(continua)

Quadro 25.1. Resumo do impacto das principais intervenções *(continuação)*

Ação	Repercussões positivas no desenvolvimento	Diminuição de agravos nutricionais e do crescimento	Redução da mortalidade	Redução de deficiências e malformações	Diminuição de morbidade grave
Hipotermia para recém-nascidos com encefalopatia hipóxico-isquêmica	✓	-	✓	✓	✓
Intervenções psicológicas para problemas comuns na saúde mental materna no periparto	✓	✓	-	-	✓
Suplementação de ferro na criança	✓	✓	-	-	-
Suplementação de micronutrientes na criança	✓	✓	-	-	-
Suplementação alimentar em crianças de classes sociais desfavorecidas	✓	✓	-	-	-
Programas para parentalidade	✓	-	-	-	-
Programas integrados para a parentalidade e para a nutrição	✓	✓	-	-	-
Intervenções na educação infantil	✓	-	-	-	-
Programas de transferência de renda para populações vulneráveis	✓	✓	✓	-	✓
Clampeamento tardio do cordão umbilical	✓	✓	✓	-	✓

(continua)

Quadro 25.1. Resumo do impacto das principais intervenções *(continuação)*

Ação	Repercussões positivas no desenvolvimento	Diminuição de agravos nutricionais e do crescimento	Redução da mortalidade	Redução de deficiências e malformações	Diminuição de morbidade grave
Promoção do aleitamento materno, educação ou apoio	✓	✓	-	-	-
Transferência de renda para a população em geral	-	✓	-	-	✓
Suplementação ou fortificação periconcepcional de ácido fólico	--	-	-	✓	-
Intervalo interpartal entre 36 e 60 meses	-	✓	✓	-	-
Controle do *diabetes mellitus* antes do período gestacional	-	-	✓	✓	-
Suplementação de ferro e folato durante a gestação	-	✓	-	-	-
Suplementação de múltiplos micronutrientes no pré-natal	-	✓	✓	-	-
Suplemento alimentar balanceado durante a gestação	-	✓	✓	-	-
Detecção e tratamento de sífilis em gestantes	-	✓	✓	-	✓
Método mãe-canguru	-	✓	✓	-	✓
Melhoria do saneamento básico e higiene	-	✓	✓	-	✓

(continua)

Quadro 25.1. Resumo do impacto das principais intervenções *(continuação)*					
Ação	**Repercussões positivas no desenvolvimento**	**Diminuição de agravos nutricionais e do crescimento**	**Redução da mortalidade**	**Redução de deficiências e malformações**	**Diminuição de morbidade grave**
Suplementação de zinco e tratamento na diarreia aguda	-	✓	✓	-	✓
Complementação alimentar, educação nutricional	-	✓	-	-	-
Intervenções para prevenção de violência doméstica	-	-	-	-	-

Fonte: Adaptado de Black et al., 2017.[2]

Referências

1. Lu C, Black MM, Richter LM. Risk of poor development in young children in low-income and middle-income countries: an estimation and analysis at the global, regional, and country level. Lancet Glob Health. 2016;4:e916-22.
2. Black MM, Walker SP, Fernald LCH, Andersen CT, DiGirolamo AM, Lu C, et al. Early childhood development coming of age: science through the life course. Lancet. 2017;389:77-90.
3. Britto PR, JL Stephen, Proulx K, Yousafzai AK, Matthews SG, Vaivada T, et al. Nurturing care: promoting early childhood development. Lancet. 2017;389:91-102.
4. Unicef. Situação mundial da infância 2013: Crianças com Deficiência [cited 2018 Jul 12]. Available from: https://www.unicef.org/brazil/pt/PT_SOWC2013.pdf.

Seção 5

A consulta do adolescente

Coordenador

José Gabel

Capítulo 26

Adolescer

José Gabel
Tadeu Fernando Fernandes

Nas consultas previstas no calendário, como mostrado no Quadro 26.1, o pediatra deve estar habilitado a avaliar e cuidar dos adolescentes nesse período tão importante da vida.

Quadro 26.1. Calendário de consultas de rotina em pediatria (puericultura)			
Lactente 0-2 anos	**Pré-escolar 2-4 anos**	**Escolar 5-10 anos**	**Adolescentes 11-19 anos**
• 1ª semana	• 24 meses	• 5 anos	• 11 anos
• 1 mês	• 30 meses	• 6 anos	• 12 anos
• 2 meses	• 36 meses	• 7 anos	• 13 anos
• 3 meses	• 42 meses	• 8 anos	• 14 anos
• 4 meses	• 48 meses	• 9 anos	• 15 anos
• 5 meses		• 10 anos	• 16 anos
• 6 meses			• 17 anos
• 9 meses			• 18 anos
• 12 meses			• 19 anos
• 15 meses			
• 18 meses			

Fonte: AMB – CBHPM, 2014.[1]

Do latim *adolescĕre*, "crescer" entrar na adolescência, desenvolver-se para entrar na adolescência; crescer.[2] A adolescência é o período da vida compreendido entre a infância e a idade adulta. Segundo a Organização Mundial da Saúde (OMS), ocorre entre 10 e 19 anos, e a juventude, entre 15 e 24 anos.[2] Já o *Estatuto da Criança e do Adolescente* (ECA), em seu art. 2º, considera a faixa de 12 a 18 anos. O *Código Civil* brasileiro considera a maioridade aos 18 anos, podendo ser aos 16 anos para algumas situações (emancipação, casamento etc.).[3]

O período de adolescência caracteriza-se como uma fase de grande desenvolvimento e de mudanças físicas, psíquicas e comportamentais, de aumento da liberdade, busca da independência e enfrentamento de uma nova realidade de vida. Assim, todos nós, pediatras, além de todos os cidadãos participantes da sociedade brasileira, temos o dever de garantir o direito dessas crianças e adolescentes de viver de maneira igualitária, livre de estigmas e desigualdade.[3]

A adolescência, quando analisada entre vários países, estados e regiões, apresenta muitas diferenças nas experiências individuais e coletivas, dadas as culturas regionais, as diferenças socioeconômicas e as oportunidades naturais de cada região.[4]

É fato que a adolescência está cada dia mais precoce e também mais prolongada, que pode estar associada a novos estilos de vida familiar, comunitária e social, influenciados, principalmente, por acesso a informações, sobretudo após o advento da internet e das redes sociais.[4]

O adolescer é um processo natural de transformações físicas, biológicas e psíquicas em que ocorrem mudanças típicas no comportamento em busca de identidade de si mesmo, em busca de próprios modelos a despeito de padrões de relacionamento sociais e familiares vividos. São muito importantes a atenção e a compreensão dos pais, de modo que essa passagem seja o mais positiva possível, pois o adolescente deve ser valorizado e sentir-se compreendido, mas cobrado por seus atos e suas responsabilidades.[4]

A família é primordial e fundamental na formação e no desenvolvimento dos adolescentes, passando modelos, tradições, regras e ideais. O diálogo franco e aberto, mesmo que contraditório e difícil, gerando angústias e insatisfação, deve ser na direção de apoio.[4]

Cada adolescente é um ser único, mas que pode apresentar uma gama de sinais e sintomas durante sua evolução.[4]

A consulta médica do adolescente deve ter como objetivo, além da prevenção de agravos, o diagnóstico, a monitoração, o tratamento e a reabilitação dos problemas de saúde, a identificação de adolescentes e jovens que estejam sujeitos a comportamentos de risco ou que se encontrem em estágios iniciais de distúrbios físicos e/ou emocionais; a promoção de imunização adequada, esclarecimentos sobre cuidados com a saúde oral, hábitos nutricionais adequados, incluindo os benefícios de uma alimentação saudável e da manutenção do peso ideal, e aconselhamento de práticas sexuais responsáveis e seguras.[5]

A "síndrome normal da adolescência", introduzida por Knobel, estabelece características e sintomas que incluem:[5]

- busca de si mesmo e da identidade;
- tendência grupal;
- necessidade de intelectualizar e fantasiar;
- crises religiosas, que podem ir desde o ateísmo mais intransigente até o misticismo mais fervoroso;
- deslocalização temporal, em que o pensamento adquire características de pensamento primário;
- evolução sexual manifesta desde o autoerotismo até a heterossexualidade genital adulta;
- atitude social reivindicatória com tendências anti ou associais de diversas intensidades;
- contradições sucessivas em todas as manifestações da conduta, dominadas pela ação, que constitui a forma de expressão conceitual mais típica desse período da vida;
- separação progressiva dos pais;
- constantes flutuações de humor e do estado de ânimo.

Entre as principais transformações durante a adolescência, características associadas ao desenvolvimento físico apresentam um conjunto de transformações da composição e proporção corporal com alterações de ordem ponderal, muscular e gordurosa, maturação e alterações puberossexuais clássicas descritas por Tanner são referências para todo pediatra.[6]

As alterações no crescimento podem ser avaliadas adequadamente por meio de gráficos padronizados, seguem das extremidades para o centro, pelos pubianos aparecem antes dos axilares, alterações da voz provocadas por hipertrofia das cordas vocais, acentuadamente em meninos.[6]

No atendimento ao adolescente, aspectos da vida familiar, escolar, afetiva e social, história vacinal, trabalho e aspectos da sexualidade, inclusive educação e vida sexual, se pertinente, devem ser abordados durante a anamnese, mas com cuidado, para não dar à consulta um caráter investigativo policial.[7]

Antes de iniciar o exame físico, deve-se perguntar ao adolescente se deseja ou não a presença de um acompanhante, contribuindo para que ele se sinta mais à vontade.[7] O exame físico é um momento apropriado para avaliar o estado de saúde, o autocuidado e para fornecer informações e orientações sobre as transformações físicas e psicossociais que ocorrem na adolescência.[6,7]

O pediatra precisa estar preparado para entender o adolescer, um fenômeno que se configura como uma etapa da vida resultante de transformações que acompanham o fenômeno da puberdade, no qual interagem os fatores psíquicos, socioculturais e as diversas realidades existenciais de cada adolescente, e nós fazemos parte desse complexo processo, passageiro, mas definitivo para um "adultecer" sadio.

Referências

1. Associação Médica Brasileira. Classificação Brasileira Hierarquizada de Procedimentos Médicos. Cardoso Filho, CA (org). São Paulo: AMB; 2014. p. 24.
2. World Health Organization (WHO). Health topics. Adolescent health (2013) [cited 2018 Jul 12]. Available from: http://www.who.int/topics/adolescent_health/en/.
3. Castro MG, Abramovay M, Silva LB. Juventudes e sexualidade. Brasília: Unesco Brasil; 2004.
4. Knishkowy B, Palti H. GAPS (AMA Guidelines for Adolescent Preventive Services). Where are the gaps? Arch Pediatr Adolesc Med. 1997;151:123-8.
5. Knobel M. A síndrome da adolescência normal. In: Aberastury A, Knobel M. Adolescência normal. Porto Alegre: Artes Médicas; 1989. p. 24-62.
6. Ferreira RA, Romanini MAV, Miranda SM, Beirão MMV. Adolescente: particularidades do atendimento. In: Leao E. Pediatria ambulatorial. Belo Horizonte: Coopmed; 2005. p. 97-110.
7. Grossman E, Ruzzny MH, Taquette SR. A consulta do adolescente e jovem. In: Ministério da Saúde. Secretaria de Atenção à Saúde. Departamento de Ações Programáticas Estratégicas. Saúde do Adolescente: competências e habilidades. (Série B. Textos básicos de Saúde). Brasília: Ministério da Saúde; 2008. p. 41-46.

Capítulo 27

Contracepção na adolescência

Odair Albano

A adolescência caracteriza-se como uma fase de grande desenvolvimento e de mudanças físicas, psíquicas e comportamentais, aumento da liberdade, busca da independência e de enfrentamento de uma nova realidade de vida. Por outro lado, emerge o comportamento espontâneo e imprevisível; alterações do humor e falta de informações aumentam a exposição a situações de risco, relações sexuais desprotegidas, gravidez e doenças sexualmente transmissíveis (DSTs).[1]

Sexualidade na adolescência

O início da vida sexual ocorre, em geral, na adolescência. Pesquisa recente mostra que entre os adolescentes brasileiros 35,9% aos 15 anos e 56,4% aos 17 anos já iniciaram a vida sexual. Quanto à prevenção de gravidez e DSTs, aos 15 anos, 70% relataram o uso de *condom* na última relação sexual, e 11,3%, contraceptivo oral. Mesmo assim, uma em cada cinco estudantes engravida antes dos 15 anos.[2]

Relação médico-adolescente
Aspectos éticos e legais

O *Código de Ética Médica* (CEM) garante à adolescente o sigilo médico, e o acesso à informação por familiares só ocorre com sua autorização. Porém, existem divergências na interpretação legal para indicação dos métodos invasivos. A Recomendação n. 01/2016, do Conselho Federal de Medicina (CFM), sugere que o médico utilize o "Termo de Consentimento Livre e Esclarecido" (TCLE).[2]

Em documento conjunto, a Sociedade Brasileira de Pediatria (SBP) e a Federação Brasileira das Associações de Ginecologia e Obstetrícia (Febrasgo) consideram que a prescrição de contraceptivos deve levar em conta a solicitação da adolescente, respeitando-se os critérios de elegibilidade, independentemente da idade. A prescrição para menores de 14 anos não constitui ato ilícito do médico. Sendo sexualmente ativa, a presunção de estupro deixa de existir, a partir da informação da adolescente e da avaliação do caso, registrado no prontuário médico. A publicação sugere, ainda, que a inserção de contraceptivos de longa duração (LARC) em adolescentes seja realizada com o consentimento também do responsável pelo TCLE.[2]

Aspectos clínicos

O primeiro desafio do atendimento é o acolhimento, para derrubar a insegurança, a desconfiança e a natural resistência. É preciso um diálogo aberto, seguro, transparente e com linguagem acessível. A anamnese cuidadosa, sem prévios julgamentos, permite conhecer a vida da adolescente e melhorar a relação. Para indicação, o exame ginecológico não é considerado imprescindível, mas é preciso manter o exame físico, orientações e medidas de prevenção antes da prescrição. Deve-se também utilizar o "Critério médico de elegibilidade da OMS", que classifica em categorias 1 a 4 e não considera a idade como fator limitante.[2]

Análise dos métodos contraceptivos para adolescentes[3-5]

Como regra geral, a idade não é um fator limitante para indicação do método. Na prática, os preservativos masculinos (*condom*) são os mais utilizados; 52% relatam o uso na última relação sexual; os contraceptivos orais combinados (COCs) somam 31%, e outros hormonais, 12%. Muitos métodos contraceptivos são desconhecidos e pouco utilizados. Apesar da eficácia, o uso de contraceptivos LARC, como implantes e DIU de cobre e hormonal, é baixo. A pílula é muito utilizada pelas adolescentes, por associar benefícios que permitem o tratamento de sintomas e doenças. Entre os mais utilizados, destacam-se:

- **Preservativo masculino:** é o mais conhecido e utilizado pelos adolescentes. Vantagens: fácil acesso, baixo custo e uso sem prescrição, e ainda permite incluir o parceiro na responsabilidade pela contracepção. O *condom* reduz a transmissão de DSTs, no entanto, o uso depende do empenho pessoal e tende a cair com o tempo. Em geral, a falha com o uso perfeito é de 2% e típico (com falhas no modo de uso) 18%, maior entre os adolescentes. Deve ser incentivado o uso associado aos outros métodos, como dupla proteção contra DSTs e gravidez.
- **Long-acting reversible contraceptive methods (LARC):** são métodos com duração igual ou superior a três anos: implante hormonal (etonogestrel) e dispositivos intrauterinos (cobre e sistema intrauterino levonorgestrel – SIU-LNG). A eficácia é superior à da de curta duração, porque não depende da usuária, fato significativo na adolescência. Mesmo indicado por entidades internacionais como primeira opção, ainda são pouco utilizados, em função de: desconhecimento, alto custo, apreensão por ser invasivo e depender do médico para inserção e remoção. Nos Estados Unidos, 4,5% das jovens de 15 a 19 anos usam LARC, a maioria, DIU cobre. Os DIUs, em geral, são contraindicados na infecção pélvica aguda, histórico de DST e HIV+. A inserção do DIU é ambulatorial, excepcionalmente, hospitalar. Em jovens e/ou nulíparas, pode ser necessário o uso de

anestesia local. A inserção pode ser realizada durante a menstruação, pós-aborto sem infecção ou em 40 dias de pós-parto.

- **Progestagênio oral:** desogestrel 75 mcg com eficácia e segurança similar à dos COCs. Indicado para adolescentes com contraindicação ao estrogênio. A composição química pode provocar sangramentos irregulares e amenorreia em 25-50% no primeiro ano, aumento da seborreia, acne e retenção hídrica.
- **Progestagênio injetável:** acetato de medroxiprogesterona (DMPA) injetável trimestral, ação prolongada, contraceptivo eficaz com risco pelo uso típico de 6%. Vantagens: baixo custo e redução de sintomas menstruais. Desvantagens: amenorreia, irregularidade menstrual e amenorreia prolongada pós-tratamento. Efeitos adversos: cefaleia, mastalgia, perda de cabelo, alterações na libido e aumento peso. O DMPA pode reduzir a mineralização óssea pelo hipoestrogenismo persistente. A OMS considera que os benefícios superam os riscos.
- **Adesivo transdérmico:** o *patch* tem indicação similar à das pílulas combinadas. Porém, pode causar efeitos adversos locais: hiperpigmentação e dermatite de contato.
- **Anel vaginal:** mesmos critérios de elegibilidade, mas pode haver expulsão e causar aumento de secreção vaginal. No "uso perfeito", o anel deve permanecer por três semanas na vagina, com pausa de sete dias e reinserção. Não há registro de prejuízo à vida sexual. É baixo o interesse das adolescentes pelo método.
- **Contraceptivos combinados injetáveis:** apesar da eficácia e da segurança, são pouco utilizados pelos adolescentes. Uso em injeções mensais. Efeitos adversos: irregularidades menstruais, mastalgias, cefaleias, tonturas e aumento de peso.
- **Contraceptivos combinados orais (COC):** é o método mais conhecido e utilizado de contracepção hormonal pelas adolescentes, graças à eficácia, à facilidade de uso, aos poucos efeitos adversos, aos benefícios adicionais e à rápida reversibilidade. Têm poucas contraindicações, e diversos consensos recomendam a prescrição para adolescentes mesmo sem o exame ginecológico. Sabe-se que a redução da dose do etinilestradiol, o uso estradiol (natural) e a introdução de progestagênios, mais seletivos, menos androgênicos, reduziram os efeitos adversos, melhoraram a segurança e agregaram benefícios adicionais, sem prejuízo da eficácia. Esse novo perfil farmacológico ampliou as indicações não contraceptivas. Podem ocorrer diferenças na ação farmacológica e eventos adversos, de acordo com a composição e a dosagem hormonal. Alguns COCs podem proporcionar efeitos positivos sobre os sintomas menstruais, dismenorreia e acne, frequentes na adolescência, e, ainda, proteger ao longo da vida contra câncer endometrial, de cólon e ovário. Para a maioria das jovens, o perfil risco-benefício é bastante favorável. A prescrição deve ser individualizada para atender às necessidades clínicas e o desejo da adolescente. A eficácia contraceptiva está ligada ao uso correto, que proporciona uma eficácia superior a 99%. Entretanto a taxa de uso incorreto é de 8%, e a de continuidade, ao redor de 50% no primeiro ano. Cerca de 28% das jovens de 15 a 17 anos esqueceram duas ou mais pílulas nos últimos ciclos. Entre as adolescentes, há aumento da taxa de gravidez de 0,3% para 2,0-8,6% pelo uso incorreto e falhas de continuidade. Observa-se que 82% das adolescentes de 15 a 19 anos com ou sem vida sexual utilizam pílula pelos benefícios adicionais: dismenorreia (47%), controle ciclo (40%) e acne (23%). Para adesão, são necessárias ações motivadoras para uso responsável e acompanhamento para orientação no caso de dúvidas e efeitos adversos.
  - **Formulações:** o Quadro 27.1 mostra as principais formulações comercializadas.

Quadro 27.1 Formulações dos contraceptivos orais combinados					
Estrogênios	**Progestagênios**	**Formulação** (comprimidos ativos + pausa/placebo)			
Etinilestradiol (EE) 35 mcg*	Acetato ciproterona 2 mg*	21/7*			
Etinilestradiol (EE) 30 mcg	Levonorgestrel 150 mcg	21/7	84 + 7		
	Gestodeno 75 mcg	21/7			28
	Desogestrel 150 mcg	21/7			
	Acetato clormadinona 2 mg	21/7			
	Drospirenona 3 mg	21/7			28
Etinilestradiol (EE) 20 mcg	Levonorgestrel 100 mcg	21/7			
	Gestodeno 75 mcg	21/7			
	Desogestrel 150 mcg	21/7		26 + 2**	
	Acetato clormadinona 2 mg			24 + 4	
	Drosperinona 3 mg	24/4		24 + 4	30
Etinilestradiol (EE) 15 mcg	Gestodeno 60 mcg	24/4		24 + 4	
Valerato estradiol (VE2)***	Dienogeste***			26 + 2***	
Estradiol (E2) 1,5 mg	Acetato nomegestrol 2,5 mg			24 + 4	

* Segundo a bula, a indicação da combinação etinilestradiol 35 mcg + acetato ciproterona 2 mg é para tratamento de distúrbios andrógeno-dependentes. Embora funcione como contraceptivo, não deve ser utilizado exclusivamente para esse fim.

** Formulação com 21 comprimidos etinilestradiol 20 mcg + desogestrel 150 mcg; 5 comprimidos, 10 mcg etinilestradiol e 2 placebo.

***Formulação com 2 comprimidos valerato estradiol 3 mg; 5 comprimidos valerato estradiol 2 mg + dienogeste 2 mg; 17 comprimidos valerato estradiol 2 mg + dienogeste 3 mg; 2 comprimidos com valerato estradiol 1 mg e 2 placebo.

Fonte: Febrasgo, 2010.[6]

- **Segurança:** os contraceptivos orais combinados, em geral, são bem tolerados e não causam alterações significativas nos parâmetros clínicos, laboratoriais e hemodinâmicos em adolescentes saudáveis. Com relação à hemostasia, é bom lembrar que o tromboembolismo venoso (TEV) é um fenômeno raro. Pode ocorrer em jovens saudáveis não usuárias de pílula (4-5 casos/10.000 mulheres/ano). Nas que utilizam COC, o risco é de 8-9 casos/10.000 mulheres/ano, na gravidez 29/10.000 mulheres/ano e pós-parto 300-400/10.000 mulheres/ano.
- **Recomendação da Febrasgo:** nos COCs, o risco está relacionado ao estrogênio, sendo um efeito de classe farmacológica. As pequenas diferenças entre os estudos não permitem distinguir maior risco de TEV entre os COCs, particularmente entre o progestagênio utilizado e a natureza do estrogênio. O risco é maior no primeiro ano, em especial, nos primeiros três meses, nas pausas superiores a quatro semanas e nas que reiniciam o uso após longas pausas. Deve-se, antes da prescrição, informar sobre o risco.[6]

- **Anticoncepção de urgência:** indicada em relações sexuais não programadas e/ou não protegidas; falha no uso do contraceptivo e na violência sexual. A ação é de inibição/atraso na ovulação e na alteração da função espermática. O risco de gravidez em uma única relação sexual desprotegida entre a segunda e a terceira semanas do ciclo é de 8%, e com a contracepção de urgência, 2%. Pode prevenir 6 em 8 gestações, com 75% de efetividade. O levonorgestel (1,5 mg) é indicado em dose única ou duas doses (12/12 horas), as taxas de gravidez são: 1,34% e 1,69%, respectivamente, superiores às do uso correto da pílula. Eficácia: 95% nas primeiras 24 horas; 85% entre 25 e 48 horas e 58% entre 49 e 72 horas pós-coito. Eventos adversos: náuseas, vômitos, tontura, fadiga, cefaleia e sangramento irregular.

Conclui-se que a contracepção na adolescência continua sendo um grande desafio clínico. O COC é o mais indicado pelos médicos e desejado pelas adolescentes. Para o uso correto, as adolescentes precisam de atenção e cuidados especiais. Não basta indicar o melhor contraceptivo, é preciso conquistar sua confiança. Nesse sentido, tornou-se indispensável a utilização dos novos meios de informação.

Referências

1. World Health Organization (WHO). Health for the world's adolescents [cited 2018 Jul 12]. Available from: http://www.who.int/maternal_child_adolescent/topics/adolescence/second-decade/en/.
2. Febrasgo – Federação das Associações de Ginecologia e Obstetrícia. Contracepção reversível de longa duração. São Paulo: Febrasgo; 2016. p. 25-6 [cited 2018 Jul 12]. Available from: https://www.febrasgo.org.br/media/k2/attachments/03CONTRACEPCAO_REVERSIVEL_DE_LONGA_ACAO.pdf.
3. Borges AL, Fujumori E, Kuschnir MC, Chofakian CB, Moraes AJP, Azevedo GD, et al. Início da vida sexual e contracepção em adolescentes brasileiros. Rev Saú Publ. 2016;50(Supl 1):1-11s.
4. Bitzer J, Abalos V, Apter D, Martin R, Black A; Global CARE (Contracetion: Access, Resources, Education) Group. Targeting factors for change: contraceptive counselling and care of female adolescents. Eur J Contracept Reprod Health Care. 2016;21:417-30. Epub 2016 Oct 5.
5. Committee on Adolescence. Contraception for adolescents. Pediatrics. 2014;134:e1244-56.
6. Febrasgo – Federação das Associações de Ginecologia e Obstetrícia. Manual de Orientação em Anticoncepção. São Paulo: Febrasgo; 2010. p. 11-20.

Capítulo 28

Prevenção das doenças sexualmente transmissíveis (DSTs)

Cristina Helena Lima Delambert Bizzotto
José Gabel

A adolescência é um período marcado por vulnerabilidades, em virtude de ser uma etapa da vida em que os conflitos são do âmbito social, psicológico, físico, entre outros. A descoberta do prazer, muitas vezes, ocorre nessa época, havendo necessidade de ações de educação em saúde para orientar os adolescentes sobre os riscos de contaminação com doenças sexualmente transmissíveis (DSTs).[1]

Segundo dados da Organização Mundial da Saúde (OMS), a maioria dos adolescentes inicia a vida sexual cada vez mais cedo, a maioria entre 12 e 17 anos.[2] Isso ocorre em virtude da liberação sexual, da facilidade dos contatos íntimos precoces, dos estímulos vindos dos meios de comunicação, bem como da falta de acesso à informação e de discussão sobre temas ligados à sexualidade e à anticoncepção.[2]

O jovem deve ser orientado desde cedo a se prevenir contra as DSTs, por meio de um diálogo aberto que permita sua expressividade e esclarecimentos de dúvidas.[1] Muitas vezes, os adolescentes não têm nenhum diálogo em casa sobre sexualidade, nem mesmo na escola, sendo que ambas se sentem despreparadas para abordar esse assunto.

Alguns pais não conseguem falar sobre sexualidade nem acerca da prática sexual segura com os jovens, em razão de vários fatores, entre eles: falta de instrução sobre DSTs, vergonha, falta de liberdade com os filhos em virtude da cultura na qual vivem, sendo o sexo visto como tabu. Nesse contexto, a escola tem importante papel em orientar os jovens a ter uma vida saudável. Também se caracteriza como um local de compromisso social, onde pode permear o diálogo aberto para a discussão de vários temas, por exemplo, a sexualidade, pois muitos jovens desconhecem seu corpo e os riscos inerentes a uma relação sexual desprotegida. O agravante é que muitos iniciam sua vida sexual sem essas informações, repercutindo em uma questão de saúde pública.[3]

A estratégia básica de prevenção da transmissão das DSTs/aids é a informação, a fim de capacitar o indivíduo quanto à percepção de fatores de risco e incentivar mudanças no comportamento sexual. A adoção do preservativo é o único meio de evitar a infecção pelo HIV/aids e demais DSTs, sendo importante também como contracepção.

Tão importante quanto orientar sobre o uso do preservativo é orientar quanto aos cuidados que se devem ter com ele, visto que o bom acondicionamento e o uso correto são condições necessárias para garantir a eficácia do método. Existe um material ilustrativo auxiliar de orientação dos pacientes, disponibilizado pelo Center for Disease Control and Prevention (CDC) no site *https://www.cdc.gov/condomeffectiveness/docs/male_condom_use_508_por.pdf*.

A informação sobre sexo seguro é discutida entre os próprios jovens, muitas vezes erroneamente, existindo também informações trazidas pela mídia, as quais nem sempre são claramente compreendidas. Além disso, a compreensão equivocada dos adolescentes acerca dos comportamentos sexuais de risco pode ser atribuída à crença imaginária de que são seres inatingíveis e indestrutíveis. É importante referir, entretanto, que o indivíduo com um maior número de relações e com uma maior quantidade de parceiros está mais predisposto ao acometimento por DSTs/HIV/aids.[1]

No quesito referente às pessoas que apresentam maiores riscos de se infectar com uma DST ou o vírus HIV, os adolescentes têm uma dificuldade de entendimento com relação ao fato de que qualquer pessoa que não se proteger com o uso do preservativo durante os intercursos sexuais apresenta grande risco de adquirir qualquer DST se seu(ua) parceiro(a) estiver infectado(a). Na concepção dos adolescentes, ainda prevalece que os homossexuais e os profissionais do sexo são os que apresentam maior suscetibilidade à infecção pelo vírus HIV e às DSTs.[4]

Como profissionais de saúde, não podemos nos esquecer de reforçar a vacinação contra o HPV (papilomavírus humano), tanto em pacientes do sexo feminino quanto do masculino. De acordo com o Programa Nacional de Imunizações, a vacinação deve ser quadrivalente, com duas doses (0-6 meses); a partir dos 15 anos, três doses (0-1 a 2-6).

Além da importância da prevenção, devemos orientar os adolescentes sobre os sinais e sintomas de DSTs (feridas genitais, que podem ou não ser dolorosas; secreção anormal do pênis ou da vagina) e a procurar por assistência médica sempre que necessário.

Acredita-se na relação entre educação, processo criativo e inovação. Os profissionais de saúde devem reconhecer que o adolescente precisa de uma atenção especial e integral, envolvendo setores sociais como a família, a escola e os serviços de saúde na prevenção de DSTs/aids.[4]

Assim, cabe ao profissional manter-se atualizado sobre o assunto e dispor de estratégias para abordá-lo com seu paciente adolescente e a família, quando necessário. Orientar tanto os pais quanto os jovens, pois se observa que a ausência de informações adequadas e atualizadas dificulta o controle dessas doenças, resultando na falta de visibilidade dessa problemática.[1]

Referências

1. Beserra EP, Pinheiro PNC, Alves MD, Barroso MG. Adolescência e vulnerabilidade às doenças sexualmente transmissíveis: uma pesquisa documental. J Bras Doen Sexual Transm. 2008;20:32-5.
2. Brêtas JR, Ohara CV, Jardim DL, Muroya RL. Conhecimentos de adolescentes sobre doenças sexualmente transmissíveis: subsídios para prevenção. Acta Paulista de Enfermagem. 2009;22:786-92.
3. World Health Organization (WHO). Health topics. Adolescent health (2013) [cited 2018 Jul 12]. Available from: http://www.who.int/topics/adolescent_health/en/.
4. Barbosa SM, Dias FL, Pinheiro AK, Pinheiro PN, Vieira NF. Jogo educativo como estratégia de educação em saúde para adolescentes na prevenção às DST/AIDS. Rev Eletr Enf. 2010;12:337-41 [cited 2018 Jul 12]. Available from: http://www.fen.ufg.br/revista/v12/n2/v12n2a17.htm.

Capítulo 29

Drogadição: lícita e ilícita

José Gabel
Ana Cristina Ribeiro Zöllner

São cada vez mais frequentes, em várias idades, o consumo e o uso inadequado de drogas lícitas, como álcool, tabaco, anorexígenos, tranquilizantes, energéticos, inalantes e outras substâncias, independentemente do nível socioeconômico e educacional.[1] Na adolescência, por ser um período crítico na vida do indivíduo em desenvolvimento físico e emocional, essa questão é mais notória, e este, muitas vezes, adota comportamentos influenciados pela mídia e pelo meio socioambiental, o que pode agravar a situação. Tal como acontece com a maioria dos distúrbios comportamentais e psiquiátricos, a interação entre risco genético, traços temperamentais e meio ambiente pode predispor determinados jovens ao uso precoce de substâncias, e esse uso pode se tornar persistente.

Múltiplos estudos encontraram associações entre a idade precoce do primeiro álcool ou outro uso de substâncias e o desenvolvimento da dependência de substâncias.[2] Além de fatores sociodemográficos (sexo, idade, classe social), os estudos indicam associação do uso de drogas com envolvimento parental ou familiar no consumo de álcool ou drogas, não criação por ambos os pais, baixa percepção de apoio paterno e materno, amigos que usam drogas, ausência de prática religiosa, bem como menor frequência da prática de esportes.[2] Outros fatores de risco para o desenvolvimento do uso de substâncias incluem características individuais, familiares ou comunitárias, sendo que a maioria dos adolescentes com início antes dos 13-14 anos geralmente apresenta múltiplos fatores, conforme descrito a seguir:[3]

- **Fatores de risco familiar:** uso parental ou exposição intrauterina a drogas ou álcool; conflito conjugal ou disfunção familiar; atitudes favoráveis dos pais em relação ao consumo de álcool e/ou drogas; uso de substâncias entre irmãos; rejeição, falta de calor parental, conflito entre pais e filhos, hostilidade parental, baixo apego, disciplina severa ou falta de disciplina e permissividade; supervisão e monitoração inadequadas, abuso infantil ou maus-tratos.

- **Fatores de risco individuais:** temperamento inflexível ou difícil, mau humor; Irritabilidade; impulsividade, agressividade; deficiências cognitivas, de linguagem e motora; comportamento agressivo precoce; dificuldade de resolução de problemas; curiosidade e "busca de sensações"; distúrbio de atenção/hiperatividade; falta de autocontrole; baixa autoestima; má concentração; participação em comunidades e grupos desviantes ou permissivos ao uso de drogas.
- **Fatores de risco sociais:** leis e normas favoráveis ao consumo de álcool e drogas; disponibilidade e acesso ao álcool; violência comunitária ou escolar; pobreza.

Existe uma alta taxa de transtornos mentais ocorrentes entre adolescentes que usam substâncias ilícitas, incluindo distúrbio de conduta e de ansiedade, transtorno de *deficit* de atenção e hiperatividade, transtorno bipolar, transtorno depressivo, transtorno de estresse pós-traumático e esquizofrenia.[1] Merikangas e colaboradores, em estudo epidemiológico que incluiu 10.112 adolescentes (entre 13 e 18 anos), encontraram uma frequência três vezes maior de adolescentes com transtorno mental atual entre os usuários de drogas em relação aos não usuários.[1]

Muitos distúrbios, que são comorbidades psiquiátricas associadas ao uso de álcool e outras substâncias, estão intimamente ligados ao suicídio,[4,5] uma vez que a intoxicação por essas substâncias pode diminuir o julgamento e aumentar a disforia e a impulsividade, em razão dos efeitos farmacológicos diretos.

O início precoce do consumo de álcool está associado a um desenvolvimento mais rápido da dependência e com piores resultados. A bebida pode agir como estimulante em uma primeira fase e deixa a pessoa desinibida e eufórica; porém, à medida que as doses aumentam, começam a surgir os efeitos depressores, que provocam diminuição da coordenação motora, dos reflexos e do sono. O uso prolongado pode causar alcoolismo, cirrose e câncer no fígado. No comportamento, provoca agressividade, pode aumentar a vulnerabilidade a infecções sexualmente transmissíveis, pela ausência do uso de preservativo nas relações; violência e acidentes. Estudo realizado entre a população jovem norte-americana apontou que 15% dos jovens eram consumidores de pelo menos cinco ou mais doses por dia em 3 ou mais dias dos últimos 15 dias.[6]

O cigarro costuma provocar doenças em longo prazo, entre elas câncer de pulmão, faringe e boca, além de problemas cardíacos, circulatórios e pulmonares. Somente nas últimas duas décadas passou-se a dar importância à questão do fumo e a aceitar que o tabagismo é um caso de saúde pública, sendo responsável por 90% dos cânceres de pulmão. Geralmente, até os 10 anos, as crianças não fumam e não têm pretensão de fumar, o que não ocorre com relação a bebidas alcoólicas, pois as crianças costumam dizer que um dia as provarão.[7]

Outras drogas com importância na faixa pediátrica estão citadas a seguir:[8]
- **Inalantes (solventes, gases, éter, clorofórmio):** geram efeitos muito rápidos e, em poucos segundos, podem provocar euforia e fantasias, mas os efeitos desaparecem rapidamente. Geralmente são usados por adolescentes em situação de rua. Dentre seus riscos à saúde, podemos citar danos ao fígado e aos rins, perda de peso, ferimentos no nariz e na boca. Em usuários crônicos, pode causar danos irreversíveis ao cérebro e até morte.
- **Maconha:** nome popular da planta *Cannabis sativa*. Se fumada em pequenas doses, pode alterar a percepção do indivíduo quanto ao gosto, ao tato, ao olfato e ao tempo. Seus efeitos deletérios estão em prejudicar a memória, diminuir os reflexos, podendo causar problemas no aparelho respiratório, e aumento das chances de desenvolver câncer de pulmão.
- **Cocaína:** substância extraída das folhas da coca que provoca nos usuários a sensação de alerta, euforia, autoconfiança; mas também pode provocar sensação de perseguição, ansiedade, isolamento, pânico e agressividade. Diminui o sono, o cansaço e o apetite;

altera as batidas do coração, a pressão arterial e a temperatura. Quando de seu uso endovenoso, a overdose pode provocar morte por depressão, convulsão e falência cardíaca. O uso compartilhado de seringas pode trazer doenças como aids e hepatites.
- **Ecstasy:** droga sintética que provoca modificação na percepção dos sons e imagens. Os riscos do uso incluem aumento da temperatura corporal e desidratação, esgotamento físico e morte súbita. O uso repetido pode gerar ansiedade, medo, pânico e delírios.
- **Crack:** é uma droga proveniente das sobras do refino da cocaína, que pode gerar dependência rapidamente, pois em poucos segundos atinge o sistema nervoso e produz agitação e euforia, seguidas de depressão. Consequências do uso: perda de apetite, perda de peso e desnutrição, insônia, rachaduras nos lábios e gengivas, tosse e problemas respiratórios, problemas cardíacos, depressão e sensação de perseguição.

Entendemos que o uso de drogas lícitas e ilícitas é e deve ser caracterizado e enfrentado como um gravíssimo problema de saúde pública. O envolvimento da equipe de saúde, dos serviços de saúde e segurança pública e da população é indispensável no enfrentamento de tamanha dimensão dos problemas em curto, médio e longo prazos. Na *Pesquisa Nacional de Saúde Escolar e o Uso de Tabaco, Álcool e Outras Drogas de Abuso* (PeNSE), do IBGE,[9] ao entrevistar cerca de 15.760 estudantes de escolas públicas do Brasil, 7,3% afirmaram já ter usado cocaína, crack, cola, loló, lança-perfume e ecstasy, e 0,5% disseram ser consumidores atuais de crack.

O desafio é grande, mas cabe aos pediatras e à sociedade como um todo enfrentá-la com força e persistência.

Referências

1. Merikangas GS, He J, Burstein M, Swamson SA, Avenevoli S, Cui L, et al. Lifetime prevalence of mental disorders in US adolescents: results from the National Comorbidity Study-Adolescent Supplement (NCS-A). J Am Acad Child Psychiatry. 2010;49:980-9.
2. Lopez-Quintero C, Pérez de los Cobos J, Hasin DS, Okuda M, Wang S, Grant BF, et al. Probability and predictors of transition from first use to dependence on nicotine, alcohol, cannabis, and cocaine: results of the National Epidemiologic Survey on Alcohol and Related Conditions (NESARC). Drug Alcohol Depend. 2011;115:20.
3. National Research Council (US), Institute of Medicine (US) Research Advances and Promising Interventions. Preventing mental emotional, and behavioral disorders among young people: progress and possibilities. Washington: National Academies Press; 2009.
4. Schilling EA, Aseltine RH Jr, Glanovsky JL, James A, Jacobs D. Adolescent alcohol use, suicidal ideation, and suicide attempts. J Adolesc Health. 2009;44:335-41.
5. Wong SS, Zhou B, Goebert D, Hishinuma ES. The risk of adolescent suicide across patterns of drug use: a nationally representative study of high school students in the United States from 1999 to 2009. Soc Psychiatry Psychiatr Epidemiol. 2013;48:1611-20.
6. Dryfoos JG. Adolescentes in risk: Prevalence and Prevention. New York: Oxford University Press; 1990.
7. Choi WS, Gilpin EA, Pierse JP. Determining the probability of future smoking among adolescentes. Addiction. 2001;96:313-23.
8. Dugosh KL, Cacciola JS. Clinical assessment of substance use disorders [cited 2018 Jul 12]. Available from: https://www.uptodate.com/contents/clinical-assessment-of-substance-use-disorders#!.
9. Instituto Brasileiro de Geografia e Estatística. Pesquisa Nacional de Saúde Escolar e o uso de Tabaco, álcool e outras drogas de abuso – PeNSE 2012. Rio de Janeiro: IBGE; 2012.

Capítulo 30

Bullying e cyberbullying

José Gabel
Cátia Regina Branco da Fonseca

O *bullying* é uma forma de agressão em que uma ou mais crianças intimidam, assediam ou prejudicam fisicamente uma vítima que é percebida como incapaz de se defender. O *bullying* é indesejável, inclui ameaças, propagação de rumores, ataques físicos ou verbais e exclusão intencional ou marginalização, e envolve um desequilíbrio de poder real ou percebido, e que é, ou pode ser, repetido ao longo do tempo.[1] Representa um comportamento agressivo entre crianças em idade escolar e, por isso, tem sido uma preocupação constante nessa faixa etária, ressaltando-se, do ponto de vista psicossocial, a depressão e a ideação suicida.[2] O agressor, conhecido como *bully*, não é imediatamente visível e pode até não ser conhecido pela vítima.

A maioria das famílias reconhece mais facilmente o tradicional *bullying* que ocorre nas escolas, mas como a vida se tornou digital, o *bullying* modificou-se e tornou-se também digital, e este pode, por vezes, ser mais difícil de se detectar que o *bullying* tradicional, podendo acontecer a qualquer momento e ser tão prejudicial quanto o pessoal.

Esse *bullying* tecnológico e digital, pela internet ou por redes sociais, celulares e câmeras, é conhecido como *cyberbullying*, no qual agressores *on-line* anônimos transgridem e, com perfis falsos, escolhem suas vítimas, fazem postagens negativas punindo e arruinando a vida dos jovens.[3,4]

Os pediatras devem orientar os pais e também atuar nas escolas e buscar auxiliar na conscientização sobre o *bullying*, por professores, administradores de educação, crianças e adolescentes.

Devemos avançar para que haja uma política efetiva e clara sobre o papel e a autoridade dos funcionários da escola e professores para enfrentar o *bullying*. A política de tolerância zero para qualquer tipo de *bullying*, seja baseada em raça, etnia, gênero, orientação sexual, identidade de gênero, deficiência, crenças religiosas ou outros atributos pessoais, é primordial.

A Sociedade Brasileira de Pediatria (SBP) em documento produzido pelo Departamento Científico de Saúde Escolar em 2017, recomenda aos pais observarem a presença de sinais de trauma (ferimentos, hematomas), de roupas rasgadas, pânico na hora de ir para a escola, sono agitado, alterações no humor, tendência ao isolamento ou busca de novas amizades fora da escola; recomenda também evitar deixar os jovens em locais externos à escola e orientá-los a andar em grupos como forma de intimidação aos agressores.[5]

A prevenção de todos os tipos de *bullying* deve ser uma preocupação dos pediatras em seus consultórios ou ambulatórios, e deve-se sempre buscar o diálogo, reforçar a autoestima e a adaptação escolar, buscar parcerias com outras famílias e com a própria escola para discutir sobre o tema e compartilhar informações, nunca ignorar a situação.

Recomenda a SBP:

> "Incentivar o filho a falar de seus problemas e frustrações, buscar soluções positivas com ele; conhecer os amigos e ver que tipo de influência exercem, sempre tendo o cuidado de não buscar outros culpados e isentá-lo de suas responsabilidades".[5]

Referências

1. Eisenberg ME, Aalsma MC. Bullying and peer victimization: position paper of the Society for Adolescent Medicine. J Adolesc Health. 2005;36:88-91.
2. van der Wal MF, de Wit CA, Hirasing RA. Psychosocial health among young victims and offenders of direct and indirect bullying. Pediatrics. 2003;111:1312-17.
3. Raskauskas J, Stoltz AD. Involvement in traditional and electronic bullying among adolescents. Dev Psychol. 2007;43:564-75.
4. Kowalski RM, Limber SP. Electronic bullying among middle school students. J Adolesc Health. 2007;41 Suppl 1:S22-30.
5. Sociedade Brasileira de Pediatria [homepage on the Internet]. Departamento Científico de Saúde Escolar. Guia Prático de Atualização sobre Bullying. 2017 [cited 2018 May 13]. Available from: http://www.sbp.com.br/fileadmin/user_upload/20032d-GPA_-_Bullying.pdf-digital/.

Capítulo 31

Gêneros sexuais e suas implicações na consulta da criança e do adolescente

José Gabel
Ana Cristina Ribeiro Zöllner

Assim que nascem, as crianças, de acordo com seu fenótipo, anatomia da genitália ou por meio de exames cromossômicos, recebem uma identidade de gênero – masculino ou feminino. Em alguns casos, essa identidade não é correspondida ao gênero atribuído, sendo essas crianças chamadas de transgêneros ou não conformes. Quando isso ocorre, a criança e a família sofrem e são discriminadas, uma vez que supostamente não se enquadram naquilo que é esperado.[1]

As diferenças culturais em conceitos de gênero, a linguagem utilizada para descrever o gênero e as atitudes em relação a pessoas não conformistas podem afetar expressões de identidade de gênero.[2]

A não conformidade de gênero, "transtorno de identidade de gênero", é descrita no *Manual de diagnóstico e estatística de transtornos mentais* (DSM-5) como disforia de gênero.[3] Não está claro exatamente como as crianças pequenas aprendem sobre gênero, no entanto, elas estão conscientes das diferenças de gênero na infância. Inicialmente, as crianças podem considerar o gênero como sujeito a variações e mudanças, e por volta dos 5 ou 6 anos de idade sua visão de gênero se torna mais constante.[4]

As crianças pequenas assumem estereótipos de gênero para si e para os outros; as crianças em idade pré-escolar começam a segregar sexo, jogando mais com pares do mesmo sexo e promovendo construções sociais generalizáveis e papéis e regras de acordo com o gênero.[5,6] Nos anos de idade escolar, as crianças podem relaxar as regras de gênero e respeitar as atividades de gênero com maiores flexibilidade e escolha.

O número de crianças e adolescentes que se apresentam em clínicas multidisciplinares para avaliação e gerenciamento de questões de identidade de gênero está aumentando. Muitas crianças se comportam como do gênero cruzado, mas poucas realizarão a transição física e social de mudança de gênero à medida que amadurecem e se tornam adolescentes e adultos.[7,8]

Para um melhor entendimento da nomenclatura empregada para descrever os vários aspectos de gênero e sexualidade, segue um guia/glossário para ajudar no entendimento das principais identificações de gênero:[9]

- **Gênero**: tradicionalmente, "gênero" pode ser utilizado como sinônimo de "sexo". O conceito identifica o homem e a mulher do ponto de vista social e biológico, mas, se forem levados em consideração os padrões histórico-culturais e da sociedade, e não somente a anatomia dos corpos, "gênero" difere de "sexo", sendo resultado do produto da realidade social.
- **Identidade de gênero**: o sentimento inato de um indivíduo de se sentir masculino, feminino, ou uma combinação de ambos.
- **Natal ou sexo atribuído ao nascimento**: atribuído de acordo com órgãos genitais externos ou cromossomos.
- **Expressão de gênero**: como o gênero é apresentado ao mundo exterior (p. ex., feminino, masculino e andrógino), a expressão de gênero não se correlaciona necessariamente com o sexo ou a identidade de gênero atribuída ao nascimento.
- **Não conformidade de gênero**: variação cultural na expressão de gênero ou comportamento de papel de gênero (p. ex., em escolhas de brinquedos, companheiros de brincadeiras).
- **Transgênero ("trans")**: deve ser utilizado como um adjetivo – "pessoas transgênero", e não como um substantivo - "transgêneros". O termo é empregado para descrever indivíduos com não conformidade de gênero; inclui indivíduos cuja identidade de gênero é diferente de seu sexo atribuído ao nascimento e/ou cuja expressão de gênero não se enquadra em definições estereotipadas de masculinidade e feminilidade.
- **Disforia de gênero ou incongruência**: envolve os distúrbios ou desconforto que podem ocorrer quando a identidade de gênero e sexo atribuídos ao nascimento não são completamente congruentes.
- **Transexual**: historicamente, o termo foi empregado para se referir a pessoas transgêneros que buscaram intervenções médicas ou cirúrgicas para a afirmação de gênero.
- **Orientação sexual**: a orientação sexual é uma construção diferente da identidade de gênero, mas, muitas vezes, é confundida com ela. Trata-se do padrão como um indivíduo é atraído fisicamente ou sexualmente por indivíduos e gêneros de pessoas que podem ser homossexuais, heterossexuais e bissexuais.
- **Comportamentos sexuais**: comportamentos específicos envolvendo atividades sexuais que são úteis para triagem e avaliação de risco, como no caso de jovens que rejeitam a rotulagem tradicional (homossexual, heterossexual, bissexual), mas ainda têm parceiros do mesmo sexo.
- **Homem transgênero (*transman*)**: pessoa com uma identidade masculina de gênero que recebeu um sexo feminino ao nascimento.
- **Mulher transgênero (*transwoman*)**: pessoa com uma identidade de gênero feminina que recebeu um sexo masculino ao nascimento.
- **Gênero não binário**: pessoa de qualquer sexo atribuído ao nascimento que tem uma identidade de gênero que não é masculina nem feminina, é uma combinação dos dois, ou é fluida.

Em geral, as famílias procuram o pediatra para conversar, esclarecer sobre sexualidade e sobre a variação de gênero das crianças e adolescentes.

Os sinais de alerta mais comuns em meninos e meninas são:
- preferência por vestir roupas, realizar atividades e brincadeiras do outro gênero;
- rejeição às atividades típicas do próprio gênero;
- desgosto com a própria anatomia sexual e desejo de pertencer ao outro gênero.

A identificação precoce permite a opção de intervenção médica para evitar o desenvolvimento de características sexuais secundárias indesejadas. O pediatra pode ser uma fonte influente de informação, suporte e orientação para o paciente e seus familiares, devendo ajudar os pais e cuidadores a entender que a trajetória da não conformidade do gênero em crianças pré-púberes não é previsível e que a tarefa mais importante é apoiar a criança e fazer que ela se sinta amada, visto que, se não for aceita e apoiada, corre o risco de isolamento e aumento da ansiedade.

O pediatra e as famílias, além de uma equipe multidisciplinar, com endocrinologista, psiquiatra, cirurgião, enfermeiro, psicólogo, nutricionista, fonoaudiólogo e assistente social, são muito importantes para o atendimento, o entendimento e o apoio aos pacientes que optam pela complexa mudança de gênero, e é fundamental o acolhimento integral de todos os envolvidos no processo. É preciso fornecer informações confiáveis sobre as várias abordagens de tratamento, destacando a importância dos pais, seguindo a liderança da criança e permitindo a possibilidade de a criança mudar sua mente. Ao discutir a possibilidade de supressão da puberdade, é importante que o paciente e os pais conheçam os sinais da puberdade precoce.

O desafio pode ter benefícios, mas também oferece riscos, adversidades e complicações, de acordo com cada caso.

Destacamos, ainda, que a Sociedade Brasileira de Pediatria (SBP) publicou o *Guia prático de atualização: disforia de gênero*, bem como uma nota técnica conjunta com a Academia Brasileira de Pediatria, *Identidade e sexualidade na infância*, sendo que nas duas publicações podemos observar que toda decisão deverá ser cautelosa que se deve buscar a qualidade de vida das crianças e dos adolescentes.[10,11]

A equipe de saúde e o pediatra devem ter experiência e tranquilidade, tratar caso a caso, considerando que as modalidades terapêuticas medicamentosas e cirúrgicas devem ser criteriosas e com todo suporte condicionado às regras legais ditadas pela constituição, estatutos de direitos das crianças e adolescentes e Conselho Federal de Medicina.[9,12-14]

Referências

1. The World Professional Association for Transgender Health (WPATH). Standards of care for the health of transsexual, transgender, and gender nonconforming people, 7th Version. Available from: https://www.wpath.org/media/cms/Documents/Web%20Transfer/SOC/Standards%20of%20Care%20V7%20-%202011%20WPATH.pdf.
2. Wylie K, Knudson G, Khan SI, Bonierbale M, Watanyusakul S, Baral S. Serving transgender people: clinical care considerations and service delivery models in transgender health. Lancet. 2016;388:401-11.
3. American Psychiatric Association. Gender dysphoria. In: Diagnostic and Statistical Manual of Mental Disorders. 5. ed. Arlington: American Psychiatric Association; 2013. p. 451.
4. Martin CL, Ruble D. Children's search for gender cues. CDPS. 2004;13:67-70.
5. Perrin EC. Sexual orientation in child and adolescent health care. New York: Springer; 2002.
6. Carver P. Gender identity and adjustment in middle childhood. Sex Roles. 2003;49:95.
7. Shechner T. Gender identity disorder: a literature review from a developmental perspective. Isr J Psychiatry Relat Sci. 2010;47:132-8.
8. Meyer WJ 3rd. Gender identity disorder: an emerging problem for pediatricians. Pediatrics. 2012;129:571-3.
9. Forcier M, Olson-Kenneddy J. Gender development and clinical presentation of gender nonconformity in children and adolescents [cited 2017 Jun 1]. Available from: https://www.

uptodate.com/contents/gender-development-and-clinical-presentation-of-gender-nonconformity-in-children-and-adolescents?source=history_widget.
10. Sociedade Brasileira de Pediatria [homepage on the Internet]. Disforia de gênero. Guia prático atual [cited 2017 Jun 1]. Available from: http://www.sbp.com.br/fileadmin/user_upload/19706c-GP_-_Disforia_de_Genero.pdf.
11. Sociedade Brasileira de Pediatria [homepage on the Internet]. Identidade e sexualidade na infância [cited 2017 Dez 19]. Available from: http://www.sbp.com.br/imprensa/detalhe/nid/sbp-se-manifesta-sobre-identidade-e-sexualidade-infantil/.
12. Cyrino R. A produção discursiva e normativa em torno do transexualismo: do verdadeiro sexo ao verdadeiro gênero: Crítica e Sociedade. Rev Cult Pol. 2013;3:92-8.
13. Fuss J, Auer MK, Briken P. Dysphoria in children and adolescents: a review of recent research. Curr Opin Psychiatry. 2015;28:430-4.
14. Knudson G, De Cuypere G, Bockting W. Recommendations for revision of the DSM diagnoses of gender identity disorders: Consensus statement of the World Professional Association for Transgender Health. Int J Transgender. 2010;12:115-8.

Seção 6

O futuro da puericultura

Coordenadora

Cátia Regina Branco da Fonseca

Capítulo 32

O futuro da criança com e sem puericultura

Tadeu Fernando Fernandes
José Gabel

O professor James Heckman, Prêmio Nobel em Economia no ano 2000, criou métodos científicos para avaliar a eficácia de programas sociais e vem se dedicando aos estudos sobre a primeira infância, para ele, um divisor de águas.[1]

Segundo ele, países que não investem na primeira infância apresentam índices de criminalidade mais elevados, maiores taxas de gravidez na adolescência, aumento na evasão no ensino médio e níveis menores de produtividade no mercado de trabalho.[1] Ele fez uma projeção impressionante: para cada dólar investido na primeira infância, tem-se o retorno anual de mais 14 centavos, chegando a valor de US$ 300 quando chegar aos 65 anos. Como economista, ele diz: "*não existe nenhum investimento em Wall Street que renda tanto*".

É muito importante entender que, além dos aspectos psíquicos, e até como sua base material, acontece uma extraordinária plasticidade cerebral nos primeiros anos, com uma velocíssima formação de trilhões de novas conexões entre os 100 bilhões de neurônios do cérebro humano. Tudo isso acontece em um curto espaço de tempo, de maneira programada para responder aos estímulos do ambiente, e em áreas distintas, acionadas em períodos determinados. São as "janelas de oportunidade", momentos críticos em que são organizadas as funções e competências importantes para o desempenho e a sobrevivência em melhores condições.[1,2]

Em nenhum outro momento do ciclo vital acontecerá uma situação tão dinâmica. O processo de desenvolvimento incrivelmente rápido, que acontece da gestação até o fim dos primeiros três anos, é geneticamente marcado e poderosamente influenciado pelo ambiente. A cada estímulo novo corresponde uma nova rede de conexões formada.[1,2]

As primeiras impressões e experiências na vida preparam o terreno sobre o qual o conhecimento e as emoções vão se desenvolver mais tarde. Se essa base for frágil, as chances de sucesso cairão; se ela for sólida, vão disparar na mesma proporção. Por isso, a importância dos estímulos positivos começa desde a vida intrauterina.[1,2]

O atendimento ambulatorial de puericultura é destinado à criança saudável, para a prevenção, e não para o tratamento de doenças, sendo assim, diante dos novos conceitos de *programming* e epigenética, fica clara a necessidade de a assistência à saúde da criança se iniciar antes mesmo de seu nascimento e se prolongar de modo sistemático até o final da adolescência.[1-3]

A puericultura sofreu mudanças significativas nos últimos anos, as quais nem todos os pediatras sabem aquilatar e incorporar a sua prática de consultório. Até meados do século retrasado, não era mais que um conjunto de noções e técnicas sobre cuidados de higiene, nutrição e disciplina de crianças pequenas, que era passado de mãe para filho ao longo dos tempos, logo, repleto de mitos e tabus. Foi então apropriada pela pediatria, que tratou de transformá-la gradativamente em uma ciência verdadeira, com aplicações muito mais amplas e abrangência etária bem maior.[3]

Atualmente, estima-se que o pediatra devote até 40% de sua atividade clínica do dia a dia aos chamados serviços preventivos, desde consultas pré-natais e estendendo-se ao longo da infância até o fim da adolescência.[3]

A puericultura, agora chamada de "atendimento ambulatorial de puericultura", deve ser entendida como a essência da atividade pediátrica em toda a extensão do exercício profissional que lhe é inerente. Não cabe entendê-la como especialidade nem como área de atuação. A palavra "puericultura" encerra, na verdade, o conceito de cultura da infância, da qual emana o compromisso científico e assistencial da pediatria. É, por extensão, o culto da infância de que se reveste a formação genuína de quem se dedica a cuidar do ser humano no ciclo de vida marcado pelo crescimento e pelo desenvolvimento.[2,3]

Trazer de volta a puericultura à formação do pediatra e ao exercício da pediatria é o maior desafio para a afirmação de nossa especialidade médica no novo milênio. É a doutrina pediátrica em ascensão. Um momento grandioso que nos cumpre fortalecer.[4] A puericultura é, pois, o conhecimento que dá substância original ao pediatra; esse pensamento inspirou este livro, que se dedicou, em todos seus capítulos, a trazer a puericultura passo a passo para o pediatra utilizar em seu dia a dia.

Não podemos deixar de citar um dos grandes inimigos da rotina pediátrica: a cultura do pronto-socorro (PS). A criação dos PS foi uma conquista avançada no contexto da recuperação da saúde e é uma instituição irreversível. Infelizmente, com o tempo, ele foi se desvirtuando e passando a ser utilizado como ambulatório, com consequências desfavoráveis para a saúde da população, particularmente o segmento pediátrico.[3]

A expressão clássica "esta noite eu corri ao pronto-socorro" reflete a tirania da urgência vigente na sociedade atual.[3-5]

Um bom atendimento ambulatorial em pediatria começa por assumir o compromisso do tratamento holístico da criança, reduzir a mortalidade infantil e abordar integralmente a saúde, com promoção da qualidade de vida e de equidade. Ele tem como eixos estruturantes o acompanhamento do crescimento e do desenvolvimento e a assistência que se baseia na promoção, na prevenção, no diagnóstico precoce e na recuperação dos agravos à saúde.[3]

Um dos instrumentos já utilizados para esse acompanhamento é a "Caderneta de Saúde da Criança", distribuída pelo Ministério da Saúde para todos os nascidos vivos das maternidades públicas e privadas, para que se registrem pontos importantes do crescimento e do cotidiano infantil, imunização, peso, altura, aquisições do desenvolvimento, alimentação, brincadeiras preferidas, entre outras informações.[4]

Entretanto, o modelo tradicional da prática pediátrica, restrito às quatro paredes do consultório, baseado em consultas rápidas de um médico com uma família, hoje em dia já não dá conta de todas as demandas de um trabalho integral de promoção da saúde. É mais do que evidente que as exigências modernas de atenção abrangente às chamadas "novas morbidades" (problemas familiares e sociais, problemas escolares e de comportamento, violência e maus-

-tratos, injúrias físicas, risco de suicídio, obesidade, influências da mídia, abuso de drogas, riscos da atividade sexual etc.), somadas às ações tradicionais (monitoração do crescimento, orientação nutricional, imunizações etc.), excederam em muito a capacidade de atendimento do referido modelo.[4]

Em primeiro lugar, vale lembrar que, como em qualquer consulta médica, é essencial um diagnóstico adequado da saúde da criança e de seu microambiente; todo paciente deve ser visto dentro do contexto de sua família e sua comunidade. A grande diversidade no mundo atual constitui um obstáculo e um desafio a essa tarefa: o pediatra encontra as mais variadas condições familiares (mãe/pai solteiro, trabalhando fora o dia todo ou desempregado, terceirização dos cuidados, adoção, crianças na rua e de rua, famílias com valores ou costumes diferentes do padrão, imigrantes, níveis diversos de pobreza, entre outras), além das pressões negativas do meio ambiente (violência urbana e riscos do trânsito, exposição ao fumo, álcool e outras drogas, comportamento sexual inseguro e precoce, influência da mídia), entre outros obstáculos abordados neste livro em vários capítulos.[4]

Além desses fatores de risco mais gritantes, é importante detectar elementos como temperamento difícil, doença crônica na família, discórdia entre os pais, falta de afeto, isolamento social, racismo, *bullying*, escola deficiente e eventos estressantes em geral.[4]

Conclui-se, portanto, que o pediatra não é apenas um curador de doenças da criança, mas, sim, um cuidador da pessoa humana, que inclui a criança, a família e o ambiente.[5]

O atendimento ambulatorial de puericultura coloca o pediatra como maestro de um novo e grande desafio: cuidar da saúde física e mental dessas crianças, que poderão viver 100 anos ou mais, e precisam viver bem e com qualidade.[3-5]

O grande desafio é, sem dúvida, contribuir para a prevenção das doenças do adulto e do idoso, as quais, em sua maior parte, iniciam-se na infância ou, até mesmo, na vida intrauterina. É necessário, cada vez mais, dirigir-se ao bem-estar de todo o ciclo de vida, e não apenas para a prevenção dos malefícios mais imediatos.[3-5]

Finalizando com uma frase do pensador norte-americano Frederick Douglas, muito atual para nossos dias, que valoriza cada vez mais o atendimento ambulatorial em puericultura; no século XIX, ele disse: "É mais fácil construir uma criança forte do que reparar um adulto quebrado".

Referências

1. American Academy of Pediatrics. Infancy Visits. In: Bright futures. 4. ed. Itasca: AAP; 2017. p. 303-563
2. Fernandes TF. Habilidade básicas do pediatra. In: Tratado de Pediatria SBP. 4. ed. Barueri: Manole; 2017. p. 51-55.
3. Fernandes TF. O Pediatra do Século XXI. In: Pediatria Ambulatorial: da teoria a prática. São Paulo: Atheneu; 2015. p. 68-75.
4. Blank D. A puericultura hoje: um enfoque apoiado em evidências. J Pediatr (Rio J). 2003;79 Supl 1:S13-26.
5. Murahovschi J. Consulta pediátrica no primeiro ano de vida. In: Temas de pediatria Nestlé nutrition [cited 2017 Nov 1]. Available from https://www.nestlenutrition-institute.org/country/br/publicacoes.

Capítulo 33

O puericultor para os futuros profissionais

Antonio de Azevedo Barros Filho
Cátia Regina Branco da Fonseca

Quando se é convidado a escrever um capítulo sugerindo diretrizes para a formação de médicos e pediatras, com frequência pode-se cair na armadilha de enveredar pelo caminho do inatingível. Tende-se a elaborar uma lista de competências que, na prática, é impossível ser seguida na íntegra e, em vez de servir de guia, pode se tornar fonte de ansiedade. Vive-se em um mundo complexo, globalizado e em constante transformação. A própria pediatria e a puericultura são tão complexas e multifacetadas e, como mencionado no capítulo anterior, estão em constantes transformações. Em virtude desse cenário, um grupo de professores e pediatras oriundos de diferentes países elaborou um documento propondo um currículo pediátrico global que vem sendo adotado por vários departamentos de pediatria do Brasil e que contou com a participação da Sociedade Brasileira de Pediatria (SBP) e da Associação Internacional de Pediatria (IPA). Esse documento, denominado *Global pediatric education consortium* (GPEC), conta com oito capítulos, dos quais os três primeiros lidam com atitudes, comportamentos, habilidades pediátricas básicas e específicas e conhecimentos sobre cuidados pediátricos. O primeiro capítulo discrimina dez itens que o pediatra deve seguir para um desempenho profissional, como ética, profissionalismo, advocacia em saúde e direitos da criança e do adolescente, entre outros. Neste capítulo gostaríamos de destacar três tópicos que nos parecem estar na ordem do dia: ética, colaboração e a prática baseada em evidências.[1]

A mídia tem informado com frequência sobre profissionais da saúde que apresentam comportamentos totalmente antiéticos, seja recomendando tratamentos desnecessários ou tratando os pacientes de maneira desabonadora, e os órgãos de controle profissional são cobrados a tomar providências, o que nem sempre ocorre com presteza e de maneira adequada. Também é frequente que os pais procurem o profissional que atende a criança porque discutiram questões sobre o(a) filho(a) no clube ou em alguma festa. Essa atitude de profissionais comentarem, seja com familiares ou com amigos, sobre a conduta que o colega está tomando é completamente antiética. Se não concorda com algo, procure o colega e discuta com ele ou assuma o cuidado da criança. Um aspecto importante é o respeito com relação ao paciente e à família, e tratar com equidade ao lidar com os pacientes, independentemente de idade, sexo, posição política, religião, etnia etc. Mesmo no que tange ao tratamento e à orientação, o pediatra deve discutir e explicar, e não impor.

Como referido anteriormente, as condições de saúde estão se tornando complexas e diversificadas, e o pediatra precisa contar com a participação de outros profissionais, sejam especialistas de outras áreas ou outros profissionais como enfermeiros, fonoaudiólogos, fisioterapeutas, psicólogos, nutricionistas etc. Essa relação será mais adequada e efetiva se for exercida de maneira interdisciplinar, com os diferentes profissionais discutindo qual deverá ser a melhor abordagem com relação ao cuidado de determinado paciente. Comumente pacientes são encaminhados a outros profissionais sem relatórios adequadamente elaborados de modo a orientar os colegas sobre o porquê do encaminhamento e que tipo de orientação se espera.

Outro aspecto importante refere-se à necessidade de atualização. Nos tempos atuais, existem recursos virtuais que podem ser de grande valia para o pediatra no *front*, mas ele deve estar preparado para separar o joio do trigo. Vivemos em um mundo de modismos, e a cada dia a televisão informa sobre um novo medicamento, uma nova dieta, que vão do pensamento mágico ao interesse de diferentes empresas. A melhor maneira de sobreviver a esse bombardeamento é desenvolvendo uma atitude crítica e cética. Não um ceticismo derrotista, mas um saudável que encaminhe o profissional em busca de uma resposta mais adequada, evitando, assim, tornar-se vítima de modismos e da propaganda. Uma das formas fortes de se atuar é a medicina baseada em evidências, movimento que se iniciou nos anos 1980 e vem crescendo em todo o mundo.

A medicina baseada em evidências é sustentada por três princípios:[2]
1. Nem toda evidência é criada da mesma maneira, e a prática da medicina deve ser baseada na melhor evidência disponível.
2. Deve ser baseada na totalidade da evidência, e não escolhendo aquelas que são favoráveis a determinada alegação.
3. A elaboração da decisão clínica deve levar em consideração os valores e as preferências dos pacientes.

Nesse item, o *Currículo pediátrico global* recomenda que o pediatra conheça com competência diferentes aspectos da bioestatística e do método epidemiológico, para que ele possa separar os artigos de boa qualidade, daqueles de qualidade duvidosa.[1]

Uma tendência atual que facilita muito a vida dos profissionais é a elaboração, por entidades médicas ou por pesquisadores, de revisões sistemáticas, metanálises e diretrizes (*guidelines*) e que são de acesso livre, como o *Up-to-date*, *Cochrane collaboration*, *Clearinghouse*, entre outras.

Atualmente, o pediatra tem, então, um papel muito bem definido na formação das pessoas que atuarão em diferentes setores da sociedade, profissionais, cidadãos. A pediatria é a especialidade médica com a singularidade do comprometimento de seus médicos e outros profissionais da saúde envolvidos com a complexidade do cuidado à criança e ao adolescente.

Leonardo Boff, teólogo e escritor, diz:

> "Cuidar é mais que um ato; é uma atitude. Portanto, abrange mais que um momento de atenção. Representa uma atitude de ocupação, preocupação, de responsabilização e de envolvimento afetivo com o outro".[3]

Referências

1. Vaz ES, Campos Junior D, editors. Currículo pediátrico global. Barueri: Minha Editora; 2015.
2. Djulbegovic B, Guyatt GH. Progress in evidence-based medicine: a quarter century on. Lancet. 2017;390:415-23.
3. Boff L. Saber Cuidar: Ética do humano: compaixão pela terra. 8. ed. São Paulo: Vozes; 2002.

Capítulo 34

Projeções da pediatria e da puericultura para a próxima década

Cátia Regina Branco da Fonseca
Moises Chencinski

A pediatria, como bem apresentada neste livro, é capaz de contribuir para a formação de pessoas capazes de atuar em diferentes cenários e profissões, crescendo saudáveis em seus contextos familiares e de vida e sendo compreendidas e estimuladas como indivíduos. O pediatra deve ser formado com qualidade, a fim de atuar independentemente de fronteiras geográficas, conforme padrões adotados. A formação do pediatra deve traduzir certo consenso sobre competências necessárias, conhecimento científico, conteúdo e habilidades que precisam ser adquiridas para o treinamento e a prática pediátrica em sintonia com o avanço tecnológico e da sociedade, porém, respeitando os valores e as peculiaridades das crianças e suas famílias.

E na próxima década? Como será a pediatria? Haverá transformações na puericultura?

Estamos vivendo momentos de mudanças na formação profissional. O currículo está sendo alterado para três anos, com maior conteúdo e inserção de problemas atuais que a pediatria tem de enfrentar. A puericultura e a ação psicoprofilática do pediatra nunca foram tão necessárias para a promoção do crescimento saudável de nossas crianças. As doenças crônicas farão parte do repertório da pediatria, o impacto dessas mudanças na formação do pediatra e, consequentemente, do padrão humano, científico e social dos cuidados médicos prestados aos lactentes, crianças, adolescentes, e aos jovens em fase de transição para a idade adulta.[1] E esse impacto veremos na pediatria dos próximos dez anos.

A puericultura não teve a atenção devida na década passada, e foi resgatada pois o modelo "hospitalocêntrico e pronto-socorrista" não conseguiu melhorar a vida de nossas crianças, pois era centrado na doença e no tratamento,[2] além de ter gerado um alto custo financeiro para o sistema de saúde público e privado no país.

E quais serão, então, os pontos relevantes de atenção do pediatra para sua atuação em puericultura na próxima década?

Ele deve ser um profissional ético, sempre incluindo o uso adequado de justiça, beneficência, não maleficência e autonomia dos direitos do paciente.

O pediatra integrará, muitas vezes, uma equipe multiprofissional e, portanto, deve estar preparado para atuar em cooperação com outras especialidades em benefício do bem-estar das crianças e dos adolescentes.[3]

A pediatria sempre estará envolvida com questões relativas aos direitos humanos básicos dos pacientes; portanto, esse profissional deve estar familiarizado com os determinantes sociais e as prioridades globais da saúde. O entendimento dos contextos sobre a saúde e a carga das doenças deve fazer parte de seu repertório de cuidado, atuando, assim, em consonância com a estrutura do sistema de saúde regional ou nacional. Deve-se promover a saúde com custo-benefício adequado, assim como atuar preventivamente sobre as doenças das crianças.[3] Esses serão grandes desafios do pediatra nesta próxima década.

Com o avanço dos diagnósticos e tratamentos, atuar na segurança do paciente e na melhora da qualidade de vida será uma habilidade importante para o pediatra. Conhecer a epidemiologia do erro médico e dos agravos pertinentes, bem como a detecção e notificação de eventos adversos, em um mundo de avanços dos medicamentos e imunobiológicos, será de fundamental importância. Buscar sempre a melhora da qualidade da assistência é também um desafio constante na pediatria, e não deixará de ser na próxima década.

Porém, apesar de manter o foco nas questões básicas de saúde, o pediatra precisa estar atento às mudanças e evoluções dos tempos modernos e em sua influência sobre a saúde infantil. A tecnologia, que nos aproxima rapidamente do futuro, também traz, na mesma velocidade, desafios relacionados aos benefícios e prejuízos do desenvolvimento das crianças. Conforme destacado em 2016 nas diretrizes, tanto pela Sociedade Brasileira de Pediatria (SBP) quanto pela Academia Americana de Pediatria (AAP), há de se estar atento às características adequadas do uso de mídia digital e telas, recomendando-se, em consulta, a necessidade do controle no uso dessa tecnologia, sob risco de vermos evoluir, como já temos observado, distúrbios de atenção, do sono e da alimentação das crianças pelo abuso da presença desses instrumentos em seu dia a dia. Essa já é uma realidade sem volta. Porém, temos como missão, no papel de profissionais de saúde, informar para proteger a infância em sua totalidade.[4,5]

A informação oriunda desses meios de comunicação (redes digitais, internet) que atingem a todos nós, especialmente crianças e adolescentes, que são seres em formação, sem nenhum filtro, tem trazido, nesta década, muita insegurança e desconforto às famílias. Temas como drogas, consumo de álcool, tabagismo – inclusive cigarros eletrônicos – e questões de gêneros apresentadas na TV sem um preparo adequado para essa faixa etária, jogos perigosos, como a "baleia azul", que levou adolescentes ao suicídio, trazendo dor e mais desestruturação familiar, fazem parte da vida cotidiana das famílias e merecem nossa atenção durante o acompanhamento de puericultura.

Precisamos, também, atentar ao que ocorre no ambiente escolar, onde as crianças e adolescentes passam grande parte de seu tempo em atividades e interações sociais e educativas. A alimentação deve ser orientada e mais controlada, tanto nas cantinas quanto nas lanchonetes, para prevenção da obesidade infantil e de doenças crônicas epidêmicas não transmissíveis, cada vez mais frequentes nessa faixa etária (*diabetes mellitus* tipo 2, dislipidemias, hipertensão arterial).[6,7]

Mudanças de comportamentos notadas pelos pais e pela escola merecem nossa atenção. O *bullying* ainda não é bem conhecido, não recebe o cuidado e o controle que merece e precisa ser prevenido, quando possível, e, assim que detectado, trabalhado de maneira intensa e incansável. A prevenção da violência urbana pode e deve começar na família e no ambiente escolar.[8,9]

Puccini e Cecílio (2004)[10] consideram que, nessa perspectiva transformadora da puericultura e da atenção à saúde da criança, é de suma importância a relação entre os profissionais de saúde e os usuários, transformando-se o ambiente relacional de individualismos para o ambiente relacional de sujeitos sociais com sujeitos sociais. E, nessa perspectiva da conquista social do direito à saúde, constitui-se, então, o estágio avançado de autonomia, definido como capacidade das pessoas de não apenas eleger e avaliar informações com vistas à ação, mas de "criticar e, se necessário, mudar as regras e práticas da sociedade a que pertence".[10] Eis a grande mudança a ser promovida pela pediatria e pela puericultura.

Referências

1. Frenk J, Chen L, Bhutta Z, Cohen J, Crisp N, Evans T, et al. Health professionals for a new century: transforming education to strengthen the health systems in an interdependent world. Lancet. 2010;376:1923-58.
2. Santos RC, Resegue R, Puccini RF. Puericultura e a atenção à saúde da criança: aspectos históricos e desafios. Rev Bras Crescimento Desenvolv Hum. 2012;22:160-5.
3. Vaz ES, Campos Junior D, editors. Currículo pediátrico global. Barueri: Minha Editora; 2015.
4. Sociedade Brasileira de Pediatria [homepage on the Internet]. Departamento de Adolescência. Manual de orientação – saúde de crianças e adolescentes na era digital. 2016 [cited 2018 May 10]. Available from: http://www.sbp.com.br/fileadmin/user_upload/2016/11/19166d-MOrient-Saude-Crian-e-Adolesc.pdf.
5. Reid Chassiakos YL, Radesky J, Christakis D, Moreno MA, Cross C. Council on Communications and Media. Children and Adolescents and Digital Media. Pediatrics. 2016;138:e20162593.
6. Sociedade Brasileira de Pediatria [homepage on the Internet]. Grupo de trabalho em atividade física. Manual de orientação. Promoção da atividade física na infância e adolescência – n. 1 [cited 2017 Jul 1]. Available from: http://www.sbp.com.br/fileadmin/user_upload/19890e-MO-Promo_AtivFisica_na_Inf_e_Adoles-2.pdf.
7. Camozzi AB, Monego ET, Menezes IH, Silva PO. Promoção da alimentação saudável na escola: realidade ou utopia? Cad Saú Colet. 2015;23:32-7.
8. Lopes Neto AA. Bullying: comportamento agressivo entre estudantes. J Pediatr [serial on the Internet]. 2005;81:s164-72 [cited 2018 May 10]. Available from: http://www.scielo.br/scielo.php?script=sci_arttext&pid=S0021-75572005000700006&lng=en&nrm=iso
9. Sociedade Brasileira de Pediatria [homepage on the Internet]. Departamento Científico de Saúde Escolar. *Guia Prático de Atualização sobre Bullying*. 2017 [cited 2018 May 13]. Available from: http://www.sbp.com.br/fileadmin/user_upload/20032d-GPA_-_Bullying.pdf-digital/.
10. Puccini PT, Cecílio LC. A humanização dos serviços e o direito à saúde. Cad Saú Púb. 2004;20:1342-53.

Índice remissivo

A
Ação psicoprofilática do pediatra, 31
Acidentes, 47
Acolhimento, 31
Acompanhamento ambulatorial, 29
Açúcares, 97, 99
– cristal, 99
– demerara, 99
– *light*, 99
– mascavo, 99
– orgânico, 99
– refinado, 99
Adesivo transdérmico, 119
Aditivos
– alimentares, 98
– de plásticos, 98
Adolescência, 114
Aferição de pressão arterial, 48
Agência Nacional de Saúde Suplementar (ANS), 8
Álcool, 8, 126
Aleitamento materno, 23, 71
– quando a mãe for trabalhar?, 86
– transição para dieta sólida, 85
Alergia a proteína do leite de vaca (APLV), 77
Alimentação(ões), 47
– alternativas, 93
– complementar, 38, 86
Alimentos xenobióticos, 97
Alumínio, 98
Análise dos métodos contraceptivos para adolescentes, 118
Anamnese do escolar, 51
Anel vaginal, 119
Anemia, 8
– por deficiência de ferro, 80
Antecedentes pessoais e familiares, 32

Anticoncepção de urgência, 120
Aspectos
– culturais e socioeconômicos, 12
– éticos e legais, 117
Atendimento
– ambulatorial de puericultura, 8, 138
– – no pré-natal, 9
– – do 1º ao 24º mês de vida, 35
– ao adolescente, 20
– pediátrico a gestantes (terceiro trimestre), 8
Atestado médico, 86
Atividade(s)
– esportivas, 65
– física, 66
Avaliação visual, 48
Avós como pais, 13

B
Balé, 65
Brincar, 65
Bullying, 129

C
Caderneta de saúde da criança, 32
Cádmio, 98
Cálcio, 94
Calendário de consultas
– de rotina em pediatria, 29, 45, 113
– do escolar, 51
– do pré-escolar, 45
Cantinas, 57
Carência de micronutrientes, 79
Caseína, 73
Choro persistente, 75
Cigarro, 126
Clorofórmio, 126
Cólicas, 75, 76

Comportamento(s), 46
– sexuais, 132
Consulta(s)
– de puericultura, 29
– do 1º ao 6º mês, 35
– do 7º ao 12º mês, 39
– do 12º ao 24º mês, 40
– pediátrica no pré-natal, 7, 8
Contracepção na adolescência, 117
Contraceptivos combinados
– injetáveis, 119
– orais, 119
Corantes, 97
Crack, 127
Creche ou berçário, 85
Crescimento, 46
Cyberbullying, 129

D

Deficiência
– de vitamina D, 82
– de zinco, 81
Desenvolvimento, 46
– dos lactentes e seus comportamentos alimentares, 90
Diabetes mellitus gestacional, 8
Dieta(s)
– macrobiótica, 93
– ocidental, 57
– vegetarianas, 94
Direitos trabalhistas da mulher lactante, 85
Disforia de gênero, 132
Doença(s), 47
– crônicas não transmissíveis (DCNT), 7, 12
– do refluxo gastresofágico (DRGE), 77
– sexualmente transmissíveis (DSTs), 123
Drogadição, lícita e ilícita, 125

E

Ecstasy, 127
Empatia, 31
Energia, 94
Ensino bilíngue, 63
Epigenética, 7
Escola
– educação e nutrição, 57
– papel da, 61
Estatuto da Criança e do Adolescente (ECA), 20
Estresse tóxico, 101

Estrutura familiar, 12
Éter, 126
Ética, 19
Exame
– de urina, 48
– físico, 33, 52
– parasitológico de fezes, 48
Expressão de gênero, 132

F

Família(s)
– adotivas, 13
– com pais do mesmo sexo, 13
– de pais solteiros, 13
– incluída na consulta de puericultura, 11
– intergeracionais, 13
– misturadas, 13
– nucleares, 13
– nunca casadas, 13
Ferro, 80, 94
Fibras, 94
Fome oculta, 79
Formação de médicos e pediatras, 141
Fórmulas infantis, 71

G

Gases, 126
Gênero(s), 132
– não binário, 132
– sexuais, 131
Gordura, 94
Grupos alimentares básicos na papa principal, 87

H

Hemograma, 48
Hipovitaminose A, 82
Homem transgênero (*transman*), 132

I

Identidade de gênero, 132
Impacto nutricional, 94
Imunização, 33
Inalantes, 126
Incongruência, 132
Inquérito alimentar, 32
insulina, 8
Intervenções na primeira infância, 105

L

Lactovegetariano, 94
Lanche, 58
Leite
– de vaca *in natura*, 71
– materno, 23
Licença-maternidade, 85
Long-acting reversible contraceptive methods (LARC), 118

M

Maconha, 126
Macrobióticos, 93
Medicina baseada em evidências, 142
Mercúrio, 98
Metais pesados, 98
Mídia(s)
– nas relações familiares, 55
– sociais, 17
Mortalidade infantil, 4
Mulher transgênero (*transwoman*), 132

N

Não conformidade de gênero, 132
Natação, 65
Natal ou sexo atribuído ao nascimento, 132
Nitratos, 98
Nitritos, 98
Novas famílias e a puericultura, 13
Novos métodos alimentares, 89

O

Obesidade gestacional, 8
Oligossacarídios, 72
Ômega 3, 72
Orientação sexual, 132
Ovolactovegetariano, 94
Ovovegetariano, 94

P

Parto normal, 8
Pausas para amamentar, 86
Perfil lipídico, 48
Praguicidas, 98
Prática de esportes estruturados, 66
Pré-bióticos, 73
Preservativo masculino, 118
Primeira consulta nos pós-alta da maternidade, 31

Progestagênio
– injetável, 119
– oral, 119
Programação metabólica (*programming*), 7
Projeções da pediatria e da puericultura para a próxima década, 145
Promoção da alimentação saudável nas escolas, 58
Prorrogação de licença-maternidade, 86
Proteína, 94
Puericultura, 3, 4, 23
– como para a saúde da criança, 4
– futuro da criança e, 137
– futuros profissionais, 141

R

Refluxo gastroesofágico (RGE), 76
Relação
– médico-adolescente, 117
– médico-paciente, 19

S

Sexualidade na adolescência, 117
Sífilis congênita, 8
Sigilo médico, 19
Síndrome
– alcoólica fetal, 8
– normal da adolescência, 114
Situação vacinal da gestante, 8
Solicitação de exames, 48
Solventes, 126
Suplementação de ferro na infância, 81
Suplementos vitamínicos e minerais, 79

T

Tartrazina, 98
Tempo livre, 65
Transexual, 132
Transformações na puericultura, 145
Transgênero ("trans"), 132
Transtorno(s)
– de identidade de gênero, 131
– gastrointestinais leves, 75

V

Vacinação, 46
Veganos, 93, 94
Vegetarianos, 93, 94
Vitamina

– A, 82, 95
– B_2, 95
– B_{12}, 95
– D, 82, 95
– E, 82
Vômitos e regurgitações, 77

X
Xenobióticos, 97

Z
Zinco, 81, 94